Merci à ma femme Chantal et à mes filles Marine, Sarah et Annabel… pour leur patience !

LA VÉRITÉ SI JE MANGE

Alimentation, santé et micronutrition

Parus dans la Collection Bien-être / Santé
dirigée par Geneviève Laffont

Un bien pour un mâle, Éric FAVRE, juin 2003
Moi, mon couple et mon Psy, Érick DIETRICH, juin 2003
Les 4 secrets pour maigrir, Dr Jacques FRIDMAN, septembre 2003
Une graine sacrée, le Quinoa, Didier PERREOL, mars 2004
Mincir, les clés de l'équilibre, Tran Tien CHANH, avril 2004
La Nature se met en 4 pour vous guérir, HONORÉ, mai 2004
Maigrir avec l'homéopathie, Dr Charles AYOUN, octobre 2004

À paraître dans la même collection

Santé et environnement de A à Z : le guide, Corinne LEPAGE, novembre 2004
Rester jeune sans chirurgie, Dr Martine LANCRI et Monique DELANOUE-PAYNOT, janvier 2005
Stop à l'obésité des enfants et des ados, Dr Jacques FRIDMAN, février 2005
Paraître 10 ans de moins, Jean-Pierre CLÉMENCEAU et Sylvie LASORNE, février 2005

ISBN : 2-84928-069-0

Docteur Didier Chos

LA VÉRITÉ SI JE MANGE

Alimentation, santé et micronutrition

JML
JACQUES-MARIE LAFFONT EDITEUR

Introduction

Le contexte

Une alimentation saine, des produits naturels, une hygiène de vie optimale pour rester en forme et en bonne santé est une philosophie à laquelle on ne peut qu'adhérer. Nul besoin de vous convaincre des multiples bienfaits d'une assiette de qualité, ni de s'attarder sur les répercussions heureuses que notre corps peut y trouver.

Après la diffusion universelle de ce message et l'engouement de toute une population à essayer de l'appliquer, l'aliment-santé s'impose désormais comme une évidence, bien que l'on puisse légitimement se poser quelques questions :

Ce message est-il bien compris ?...
Cela ne paraît pas évident au vu des résultats !
Ce message est-il pédagogique ?...
On peut en douter !
Ce message est-il utile, en tout cas sous cette forme ?...
À débattre !

Depuis une quinzaine d'années, le médecin, face aux attentes de ses patients est, lui aussi, en droit de se les poser. Il serait, dit-on, un pilier incontournable pour favoriser la transmission des conseils santé, dans le cadre privilégié de la relation qu'il entretient avec sa clientèle. Les enquêtes réalisées sur ce sujet démontrent qu'en tant que professionnel, il est le mieux habilité à transmettre une information nutritionnelle rigoureuse et cohérente, puisque son statut de généraliste de proximité le positionne comme l'interlocuteur souhaité aux yeux de ses patients.

Pourtant, il est étonnant de constater que ni dans sa formation initiale (cursus hospitalo-universitaire) ni dans sa formation médicale continue (ou ce qu'il en reste), il ne bénéficie d'un enseignement adéquat afin de répondre concrètement aux multiples interrogations de ses patients.

Les exemples suivants trouveront certainement un écho immédiat dans votre parcours de consultant :

– Dites-moi, docteur, concernant les huiles d'assaisonnement, c'est bien l'olive maintenant ? Et le tournesol, on le met à la poubelle ?

– J'ai encore cinq kilos à perdre cette année ! À chaque fois, ils disparaissent avant l'été mais je les reprends systématiquement après les vacances ! Vous n'auriez pas un vrai régime à me conseiller ?

– Est-ce utile de prendre des anti-oxydants, on m'a dit que… j'ai lu dans un magazine… à *Télématin* la semaine dernière, ils ont parlé de…

– Je suis épuisée, j'ai mal partout, mon kiné m'a incitée à supprimer les produits laitiers. Ça va un peu mieux mais le lait, j'adore ça ! Est-ce la bonne solution ?

– Vous savez, j'ai des difficultés à fixer le fer. Vous m'aviez prescrit un traitement il y a six mois que je ne supportais pas bien. Je me sens toujours aussi fatiguée, puis-je essayer autre chose ?

– Dites-moi docteur, ma fille fait de la gymnastique en sports-études. Elle a 16 ans et l'année dernière, son entraîneur lui a gentiment dit qu'avec sa cellulite, elle n'irait pas loin. Résultat, elle ne veut plus manger avec nous, elle n'avale que des crudités et des légumes, elle fait la chasse aux graisses en permanence, je commence sérieusement à m'inquiéter…

Ces quelques morceaux choisis, comme autant de réflexions banales rencontrées en consultations quotidiennes sont souvent laissés en suspens, par manque de considération ou de connaissance dans ces domaines. Que peut raisonnablement répondre le médecin face aux questions pertinentes, pratiques et délicates à contourner qui représentent massivement les motifs d'inquiétude d'une grande partie de la population ?

Les outils d'information scientifiques dont le généraliste dispose officiellement sont largement insuffisants et tout à fait inadaptés. Ils l'obligent, la plupart du temps, à éluder les problèmes (attitude la plus modeste), ou à opposer un déni pour non conformité au savoir médical officiel (attitude prétentieuse).

Les patients ne s'y sont pas trompés : le médecin est rarement l'interlocuteur identifié comme celui qui pourra les instruire et les éclairer quant à la manière la plus intéressante de remplir leur assiette. Angoissés par leurs symptômes et soucieux de cette incapacité manifeste à les traiter, ils ne savent plus à qui s'adresser.

Depuis 1990, forte de ce constat d'impuissance en cohérence nutritionnelle, une nouvelle révolution médicale a progressivement transformé le paysage de la nutrition : il s'agit de la micronutrition.

Cette discipline a bénéficié de la contribution d'acteurs du secteur médical, de la biologie, de la recherche ainsi que de la réflexion du monde industriel, afin de trouver les moyens d'aider les professionnels de la santé à sortir de la « cacophonie » alimentaire à laquelle toute la population est confrontée depuis plusieurs décennies.

Après plus de douze années de développement à la fois méthodique et discret, la micronutrition s'impose aujourd'hui comme une nouvelle approche de la nutrition médicalisée, destinée à apporter des réponses claires, concrètes, pratiques et scientifiquement documentées à chaque patient, reconnu dans sa problématique individuelle.

Plus de trois mille médecins en France s'y sont initiés et un bon millier la pratiquent quotidiennement, grâce à l'enseignement dispensé par une quinzaine d'intervenants aux qualités pédagogiques remarquables, dans le cadre d'un institut privé. L'institut en question collabore à un diplôme universitaire d'alimentation, santé et micronutrition, organisé par l'université de Bourgogne à Dijon depuis l'année universitaire 2001/2002.

Cet enseignement performant, placé sous la responsabilité du Professeur Jean Robert Rapin et du docteur Olivier Coudron ne cesse d'évoluer et de développer ses effectifs.

La micronutrition s'implante également dans le milieu du sport de haut niveau où elle prend désormais toute sa dimension. Les responsables de la Fédération française de Natation, précurseurs dans ce domaine depuis 1996, ont pris l'initiative de faire bénéficier le collectif olympique des bienfaits de leur découverte. Cette décision avant-gardiste n'a pas toujours contenté les dogmatiques de l'immobilisme pour qui « moins on bouge, mieux on se porte ».

Néanmoins, de multiples athlètes, tous sports confondus ainsi que de nombreux médecins se sont intéressé ensuite à cette prise en charge, en particulier les responsables des équipes de France de football, de lutte et de rugby. Ces médecins à la pointe des innovations utiles, ont ouvert de nouvelles perspectives aux sportifs dont ils ont la charge, permettant ainsi d'améliorer sensiblement leur santé, tout en augmentant « proprement» leurs performances.

La micronutrition pose un nouveau regard sur la relation alimentation-santé et se démarque par des conseils personnalisés, aussi simples qu'efficaces :

♦ Le conseil ne s'adresse plus à la population mais à l'individu.

Les experts nous proposent des recommandations, censées être les dénominateurs communs à l'organisation alimentaire de tout le monde. Certaines, au demeurant discutables, ne sont pas forcément adaptées à l'individu en fonction de ses antécédents, de son état de santé personnel, tant physique que psychique. Ce qui est vrai pour Pierre, quarante ans, en bonne santé, ouvert d'esprit et souple dans les articulations, ne l'est pas forcément pour Juliette, le même âge, quatre enfants, présentant une maladie inflammatoire de l'intestin, dépressive chronique et soumise depuis dix ans à des régimes d'exclusion de plus en plus draconiens.

> *En cela, la micronutrition, soucieuse de considérer la problématique de chaque patient se distingue par un diagnostic différencié et un traitement examinant l'ensemble des facteurs, révélés par une analyse pointue du sujet.*

♦ Le conseil en micronutrition n'érige pas de modèles dogmatiques en ce qui concerne les apports en nutriments.

Pour satisfaire les besoins individuels, certains ajustements alimentaires sont souhaitables, et certains apports complémentaires peuvent être indispensables. C'est au cas par cas que les choses se décident, et en dernier lieu, c'est l'individu, posant les questions sur sa santé qui doit conserver son libre arbitre.

♦ Combler les carences par des apports alimentaires (éventuellement complémentaires) implique que l'on s'intéresse à la fonction digestive.

Les capacités de digestion et d'assimilation sont modulées par de nombreux facteurs et le programme nutritionnel devra en tenir compte. Une part extrêmement importante est accordée à la fonction intestinale, et en particulier à celle des cent mille milliards de bactéries qui constituent notre flore.

♦ S'aider de compléments alimentaires quand le besoin se fait sentir, pourquoi pas ?

En pratique, cela se révèle très utile, mais à une seule condition : il faut connaître la nature de ce que l'on prend, en évaluer la qualité, la quantité, et cela, en fonction des causes et du résultat souhaité. La complémentation alimentaire ne se positionne pas comme une solution au « j'm'en foutisme » de l'assiette. Imaginer que les petites pilules sont des solutions miracles à l'anarchie alimentaire n'a véritablement aucun sens. De plus, la pratique nous apprend que l'individu s'intéressant à la complémentation est en moyenne beaucoup plus soucieux de son équilibre alimentaire. Ce paradoxe apparent doit cependant inciter à la prudence en ce qui concerne les choix alimentaires et les *a priori* qui en découlent.

♦ Aider l'individu à améliorer son état de santé au travers de son alimentation et de conseils en complémentation, c'est lui proposer une stratégie de changement.

Cela veut dire que l'on s'attaque à des habitudes largement ancrées dans le conscient pour certaines, et dans l'inconscient pour d'autres. Tout choix alimentaire n'est jamais neutre ni anodin. Une connaissance élaborée des déterminants conduisant à l'élaboration de nos repas nous a finalement menés au constat suivant :

Il est logique que le terrorisme et la dictature alimentaires ne puissent pas donner de résultats à terme; il est évident que la normalisation de l'alimentation «politiquement correcte»ne peut s'imposer comme un modèle partagé; il est également compréhensible que les personnes en grande difficulté (bons vivants, profils à risques cardio-vasculaires) ne soient pas attirées par les conseils alimentaires normatifs.

Au-delà de la compréhension des déterminants provoquant toute décision alimentaire, une bonne connaissance des différents moteurs du changement s'avère nécessaire pour affiner la pertinence et la personnalisation du conseil, en fonction de la structure de personnalité.

♦ Le conseil en micronutrition explore la dimension pédagogique nécessaire à l'application de ses principes.

– Comment parler «tranquillement» d'alimentation, sans malentendu, sans crainte, en toute liberté?

– Comment mieux comprendre ses choix alimentaires, des plus cohérents aux plus délirants?

– Comment changer de style alimentaire sans avoir l'impression de se convertir à une nouvelle religion ?

– Comment faire du changement alimentaire la véritable aventure de notre vie, susceptible de nous aider à nous épanouir dans d'autres domaines?

Les micronutritionnistes en sont convaincus : on ne peut plus aujourd'hui promouvoir un système de santé délivrant des conseils essentiels sur l'alimentation, sans être correctement formé à la communication et à l'accompagnement au changement. Il est aujourd'hui proposé aux médecins sensibilisés à la micronutrition de participer à des séances de « coaching nutritionnel », sortes de travaux pratiques destinés à apprivoiser la façon de transmettre les messages à leurs patients de la manière la plus juste. Ces collaborations sont destinées à enrichir les formations des connaissances les plus modernes des aspects psy, touchant à la problématique nutritionnelle et alimentaire. Derrière le micronutritionniste d'aujourd'hui, se profile tout doucement l'expert en psychonutrition de demain, discipline probablement incontournable.

Une douzaine d'années de pratique en micronutrition nous font également entrevoir avec beaucoup d'optimisme un aspect touchant la nature et la qualité des soins prodigués à nos patients.

« Et si Hippocrate avait raison… » Près de 400 ans avant notre ère, il proposait un regard iconoclaste sur l'alimentation dans le système de santé : « Que l'aliment soit ton premier médicament» disait-il.

Cette maxime, bien que sans cesse ressassée fut loin d'être respectée puisque certains se demandent aujourd'hui si « les médicaments ne seraient pas devenus nos premiers aliments ! » Cette configuration actuelle tendrait à remettre au goût du jour l'utopie d'Hippocrate.

Beaucoup d'entre vous ont clairement perçu l'importance d'une alimentation saine et équilibrée pour prévenir les risques des maladies, en particulier celles dont on parle le plus, les cancers et les maladies cardio-vasculaires. Vous commencez à percevoir un message de plus en plus émergent : une bonne alimentation pour vivre mieux et plus longtemps.

♦ La micronutrition nous a, entre autres, réservé une surprise aussi importante qu'inattendue :

Plus de 80% des motifs de consultation en médecine générale sont du domaine des perturbations fonctionnelles. Qu'entend-on exactement par là ?

Tout simplement que si le médecin n'a pas diagnostiqué chez vous une véritable maladie (hypertension, diabète, polyarthrite rhumatoïde, psoriasis, dépression, ostéoporose…), les symptômes dont vous souffrez révèlent que vous n'êtes pas dans une forme olympique !

Alors, de quoi s'agit-il et que signifient ces perturbations ?

Vous avez au choix et parfois en même temps, des douleurs ostéo-articulaires chroniques (cela doit être de l'arthrose...), vous vous infectez facilement (rhumes, angines, infections urinaires), vous souffrez de colite, vous avez des problèmes de circulation... votre peau, vos cheveux ou vos ongles sont de mauvaise qualité...

Qui ne s'est pas réveillé un beau matin fatigué(e), anxieux(e), déprimé(e) ou les trois à la fois et quand l'insomnie s'en mêle, c'est le désespoir !

Bref, vous n'êtes pas « malade » mais le moins que l'on puisse dire, c'est que vous n'êtes pas au mieux !

La médecine moderne, ayant consacré l'essentiel de ses efforts aux traitements médicamenteux et chirurgicaux des maladies, aux explorations biologiques et radiologiques les plus sophistiquées, n'a pas orienté ses recherches pour traiter ces problèmes de santé dits « mineurs » ni proposer de solutions efficaces.

♦ Le médecin se retrouve alors au cœur d'un dilemme:

– Soigner les symptômes sans en chercher les causes, par des médicaments correspondant à la maladiec'est coûteux et ça ne résout pas le problème.
– Considérer que tout ceci, c'est « dans la tête » et se débarrasser du problème à coups d'anxiolytiques et d'antidépresseurs qui feront bien l'affaire !

Dans cet espace médical inexploré, de nombreux médecins (environ 30% selon les études) ont cherché à développer des approches alternatives ou « non conventionnelles » (homéopathie, phytothérapie, acupuncture, mésothérapie, ostéopathie...) tout aussi efficaces et ne provoquant pas les effets secondaires souvent désastreux des traitements médicamenteux à répétition.

Voici le premier constat indiscutable de la pratique de la micronutrition:les déséquilibres alimentaires et les déficiences micronutritionnelles participent de manière majoritaire à l'expression de nos organes et de nos fonctions en souffrance : fatigue, troubles de l'humeur, troubles digestifs, infections chroniques...

Désormais médecine nutritionnelle, la micronutrition offre aujourd'hui aux praticiens la possibilité d'aborder chacun des motifs de consultation de leurs patients à travers le prisme de cette nouvelle discipline. Nous verrons, tout au long de ce livre éclairé par les témoignages de certains patients, pourquoi nous pouvons aujourd'hui affirmer, sans crainte d'être démenti :

Hippocrate avait raison !

La micronutrition a des richesses à partager, et dans ce contexte actuel de malaise alimentaire, ce livre a pour vocation d'éclairer les zones d'ombres planant sur l'alimentation en général, de répondre clairement à sa véritable influence sur la santé et de faire découvrir cette médecine de demain à la portée de tous, et pour le bien-être de chacun.

À consommer sans modération…

PREMIÈRE PARTIE

L'ALIMENTATION ET LA SANTÉ

Le contexte actuel

L'invitation à mieux se nourrir pour gagner une santé optimale se heurte à un premier paradoxe : la montée des peurs alimentaires. Ces craintes, certes justifiées, résultent des nombreuses « affaires » rendant notre assiette suspecte, de la vache folle à la dioxine en passant par les pesticides et autres métaux lourds. Ces facteurs, résultant de l'industrialisation de la production et de la mondialisation des échanges, confèrent à l'aliment l'identité d'un produit à consommer, éloigné de son environnement naturel. La transformation de l'aliment nous enlève la compréhension de sa maîtrise, de son contrôle et nous laisse dans l'incertitude quant à sa qualité. Cette « peur alimentaire » s'associe aux autres inquiétudes ressenties dans un monde moderne difficile à appréhender : « la malbouffe », soumise à des règles internationales qui nous échappent, est contemporaine d'une société polluante où règnent l'insécurité, le chômage et les maladies émergentes.

Face à l'industrialisation de l'alimentation, l'attirance pour des produits naturels (sans OGM, sans pesticides, sans métaux lourds) se développe sans mal. Ainsi, les aliments issus de la ferme, les plats traditionnels, tout comme les cuisines régionales conservent notre faveur et nous rassurent par leur authenticité. Parallèlement, nous sommes attirés par l'exotisme et la saveur des autres cultures culinaires dont les produits ne cessent de faire des adeptes. Car nos choix, nos goûts et nos préférences alimentaires sont indéniablement renforcés aujourd'hui par l'intensification du plaisir de manger, l'importance accordée à la convivialité et l'attrait pour l'art culinaire et les bons vins. Les notions de plaisir et de santé via les aliments ne s'opposent plus mais, au contraire, cherchent à se conjuguer. La perception même de notre santé a d'ailleurs singulièrement évolué depuis une quinzaine d'années. La presse grand public s'en fait l'écho depuis longtemps, les médecins l'observent dans leurs consultations : seule la médecine tarde à identifier ce constat.

Être en bonne santé ne signifie plus aujourd'hui « ne pas être malade », mais bénéficier de « la plénitude de son bien-être physique et psychologique » comme le sous-entend la définition de l'état de santé par l'OMS (Organisation Mondiale de la Santé). Cette récente exigence impose un regard nouveau sur les modalités de soins à prodiguer aux patients et une compréhension plus fine, plus globale des perturbations de la santé, telles qu'elles sont ressenties par les individus. Enfin, la valeur symbolique des aliments qui nous sont proposés suscite actuellement un élan spontané et enthousiaste.

L'aliment n'a plus pour seule vocation de nous

rendre fort, musclé, intelligent, beau ou bronzé, il doit également s'inscrire en harmonie avec nos pensées, nos valeurs, notre éthique.

Dans le même temps, nous devenons de plus en plus sensibles à un commerce équitable, à un développement durable, à une conscience écologique partagée qui conditionne l'attention que nous portons et que nous porterons à notre assiette. Pour nous rassurer, il faut donc retrouver la confiance en nos institutions, tenter de réconcilier le citoyen avec le responsable politique, mais également le consommateur avec les différents organismes chargés de protéger la fiabilité alimentaire et sa santé.

Il est indiscutable que les décisions prises par les agences semblent déconnectées des préoccupations des individus. L'opacité remplace souvent la transparence souhaitée et globalement, le climat général laisse une impression de connivence et d'intérêts confus entre ceux qui devraient nous éclairer et ceux qui les subventionnent. À ce propos, le livre de Thierry SOUCCAR et Isabelle ROBARD, *Santé, mensonges et propagande*[1], nous invite à « arrêter d'avaler n'importe quoi !» Richement documenté et sérieusement construit, cet ouvrage dénonce clairement les relations équivoques existant entre les experts en recommandations officielles et l'industrie agro-alimentaire. L'AFSSA (Agence Française pour la Sécurité Sanitaire des Aliments), mise en place le 1er avril 1999 et le PNNS (Programme

1. Éditions du Seuil, mai 2004.

National Nutrition Santé), malgré les louables intentions qui les animent, sont sérieusement épinglés par les auteurs, de par la sélectivité de leurs références scientifiques. Leur démonstration est éloquente : les travaux scientifiques servant à l'établissement des recommandations pour « manger mieux» sont choisis en fonction de l'intérêt des groupes alimentaires pour lesquels ils sont conseillers. Ce sévère réquisitoire laisse songeur, même s'il ne doit pas occulter la volonté farouche de certains experts officiels à faire le ménage au sein de l'opacité ambiante. Je pense notamment à la perspicacité de Pierre Méneton, chercheur de renom à l'INSERM et expert à l'AFSSA, dont le combat héroïque contre l'influence néfaste du sel dans l'alimentation moderne a secoué le monde industriel.

En tant que médecin expert en micronutrition, j'ai été confronté aux méthodes d'expertise de l'AFSSA, pour un avis sollicité par le ministère des sports sur la pratique de la micronutrition auprès des sportifs de haut niveau français, dans le cadre de leur fédération sportive. Il faut admettre que plus de sérieux et de transparence de la part d'une agence officielle auraient été les bienvenus. Le manque de rigueur a conduit à de telles irrégularités qu'un réexamen complet est exigé. Mais nous aurons la possibilité de développer notre point de vue sur l'importance et l'intérêt de la micronutrition appliquée, dans le cadre de la pratique du sport intensif.

Le citoyen en général, le consommateur en particulier, souhaite y voir plus clair parmi tous les conseils officiels, officieux, marketing et publicitaires qui l'inondent. Cette information «cacophonique», dénoncée par tous, ne risque pas de se calmer si personne ne se donne les moyens d'apaiser les esprits, d'expliquer sans condamner, d'éclairer sans trop compliquer et d'illustrer, pour mieux intéresser.

Ce que l'on vous explique...

Selon le rapport rendu public en 2003 par l'OMS, les liens étroits entre l'alimentation et l'état de santé de la population sont reconnus par tous. L'urgence est d'intervenir de manière efficace face à l'augmentation inquiétante des maladies chroniques (ou de civilisations) parmi lesquelles figurent les maladies cardiovasculaires et les cancers, responsables de 59% des 56,5 millions de décès annuels dans le monde. Les méfaits de l'abondance de nourriture et des déséquilibres alimentaires sont reconnus depuis peu comme des causes de déséquilibres importants. De ce fait, les liens reliant l'alimentation à la santé commencent à être mieux interprétés sur le plan scientifique bien que les mécanismes moléculaires soient encore difficiles à élucider.

Leur premier constat est éloquent:

– En additionnant les facteurs liés à l'alimentation (obésité, faible consommation de fruits et légumes, consommation d'acides gras saturés, manque d'exercice physique), les effets néfastes observés sur la santé sont supérieurs à ceux du tabac.

– En ce qui concerne le cancer, les facteurs alimentaires seraient responsables de 30% d'entre eux dans les pays industrialisés.

– La faiblesse de la consommation en fruits et légumes fait partie des dix premiers facteurs favorisant la mortalité.

– Les principales maladies liées à un déséquilibre alimentaire sont l'obésité, le diabète, les maladies cardio-vasculaires, les cancers, l'ostéoporose et les affections dentaires.

Les chiffres inquiétants de l'obésité

Les experts concluent que ces maladies sont lourdes de conséquences tant humaines qu'économiques dans le domaine de la santé publique. Concernant l'obésité, l'inquiétude arrive de l'ouest puisque plus de 50% des Américains sont en surpoids et 25% franchement obèses. En France, 45 % des hommes et 21 % des femmes sont en surpoids pour 7 à 10 % d'adultes obèses. C'est du côté des enfants que la situation s'aggrave: 16 % des 7- 9 ans sont, au mieux, en surpoids.

Aux États-Unis, une nouvelle maladie se profile sous la forme d'un diabète de type II, se développant précocement vers l'âge de 11 ans. Ce phénomène serait apparu en France en 1999.

Pour comprendre le développement du nombre de personnes obèses, les spécialistes parlent sans détour d'une progression épidémique. En résumé, le constat est clair, la nouvelle façon de s'alimenter conduit à une société malade. Pourtant, une récente expérience menée en Seine et Marne, en collaboration avec la direction départementale de la Jeunesse et des Sports, montre qu'en focalisant moins sur l'assiette tout en favorisant le côté attractif du sport, d'excellents résultats sont à espérer dans le traitement de l'obésité chez l'enfant.

Mais en fait savez-vous vraiment pourquoi, en état d'équilibre, un aliment apporté sous telle ou telle forme contribue à protéger votre santé ou au contraire à la détériorer?

Quel est le fonctionnement de tout cela? Comment y voir plus clair et éviter, de ce fait, de remplir notre assiette de manière «malfaisante», juste par ignorance.

Il ne nous paraît pas inutile de vous dévoiler quelques clés de compréhension, des recettes simples à appliquer pour mieux se nourrir…

Ce que l'on vous propose...

«C'est là que ça se corse!»

Les conseils des experts en recommandations alimentaires font l'objet d'appréciations très contrastées. Les nutritionnistes conventionnels £*n'émettent aucun doute sur leur rigueur «scientifique», leur pertinence et leur sagesse. Ils sont souvent reconnus par les médias comme des références indiscutables sur lesquelles le consommateur peut s'appuyer en toute confiance. Pourtant, ces mêmes conseils sont parfois sujets à de violentes critiques provoquant des remises en question publiques. Aux États-Unis, par exemple, le débat est viril. Certains spécialistes de la nutrition, comme le professeur Walter WILLET sont partis en croisade pour réclamer une révision complète des recommandations. Le Sénat américain, solidaire, a ouvert une enquête fin 2003.

– Que proposent les experts en recommandations nutritionnelles?

Lorsque certains points bénéficient d'un consensus général, d'autres font l'objet de sérieuses critiques...

Les points d'accord

a) La consommation quotidienne de cinq fruits et légumes.

Privilégiez le cru pour bénéficier au mieux de leur valeur nutritionnelle. Néanmoins, la présence de pesticides nécessite un vrai lavage. Il faut cependant savoir que le cuit permet une meilleure assimilation des micronutriments, comme le lycopène de la tomate. Quant au surgelé, il est considéré comme relativement conservateur des valeurs nutritionnelles.

Enfin, si le temps consacré à l'alimentation est insuffisant, il est préconisé de consommer des légumes en conserves plutôt que de s'en priver totalement.

b) La consommation quotidienne d'une à deux protéines d'origine animale.

Il s'agit de la viande, des produits de la pêche et des oeufs. Il est conseillé de diversifier la source des viandes et de choisir les morceaux les moins gras. La consommation de deux poissons par semaine est souhaitée.

c) La limitation de la consommation de produits sucrés et sucrés gras.

Parmi ceux-ci, il convient d'éviter les boissons sucrées, les pâtisseries, les crèmes dessert, le chocolat, les glaces. Enfin, la consommation de produits préparés tels que les viennoiseries, les pizzas, les quiches doit rester exceptionnelle.

d) La consommation de boissons.

Chaque jour, il conviendrait de boire autour d'un litre et demi d'eau, en limitant les boissons sucrées. L'alcool doit être restreint à l'équivalent de deux verres de vin par jour pour les femmes et trois pour les hommes. Le P.N.N.S (Programme National Nutrition Santé) rappelle que deux verres de vin sont équivalents à deux demis de bière et six centilitres d'alcool fort.

Les points de rencontre

a) Les graisses ajoutées: «l'erreur du fourre-tout»

Pendant longtemps, le message concernant les graisses a associé la consommation de beurre et de crème d'origine animale à celle des graisses d'origine végétale, en particulier les huiles d'assaisonnement. Encore aujourd'hui, dans le P.N.N.S, cette erreur persiste puisque dans le chapitre "matières grasses ajoutées», il est conseillé de limiter leur consommation. De plus, le conseil en huiles d'assaisonnement (quelle huile, quel mélange, quelle quantité par jour) a été et reste encore flou. Comme modèle pédagogique, pour un conseil d'une telle importance en matière de santé, préconiser de mélanger les huiles pour bénéficier de toutes les qualités de chacune d'entre elles reste un peu trop simpliste.

Néanmoins, une lueur apparaît à l'horizon dans Le Guide alimentaire pour tous du P.N.N.S puisqu'il est dit de « privilégier les matières grasses végétales (huile d'olive, huile de colza...)» Nous verrons que ceci n'est pas une mince affaire et que la discrétion des experts en ce domaine est très critiquable.

b) La consommation de sel

Les conseils actuels préconisent d'en limiter la consommation (P.N.N.S), de préférer le sel iodé, de ne pas en mettre trop dans les eaux de cuisson, de goûter les plats avant d'en ajouter, de limiter les fromages ainsi que les charcuteries trop salées et les produits apéritifs. Ces indications vont plutôt dans le bon sens mais n'alertent pas suffisamment les consommateurs sur les méfaits potentiels du sel contenu dans le pain, les plats préparés ou la viande... C'est pourquoi Pierre Meneton (chercheur de renommée à l'INSERM) est intervenu de manière officielle et médiatique en 2001, afin de dénoncer les conséquences de la consommation de sel sur l'HTA (l'hypertension artérielle), les accidents vasculaires cérébraux et l'ostéoporose. Il révèle, au travers d'une thèse abondamment documentée, le coût de la consommation de sel, lors d'une prise en charge médicale de l'HTA, mais surtout, les pertes financières importantes que subirait l'industrie agro-alimentaire si elle diminuait l'ajout de sel dans nos aliments.

> *En bref, l'agro-alimentaire nous vend des plats préparés autant que des boissons, or plus les plats sont salés, plus la consommation en eau augmente !*

Cette différence, calculée à partir d'une consommation quotidienne raisonnable de sel, causerait à l'industrie agro-alimentaire une perte sèche (c'est le cas de le dire), chiffrée en milliards de dollars. Les arguments de Pierre Meneton furent tellement convaincants que les experts responsables des A.N.C. (Apports Nutritionnels Conseillés) en sel, se sont retrouvés dans l'obligation de revoir leur copie, éditée dans l'ouvrage ANC 2000.

Depuis, des accords ont commencé à être signés avec les industriels, notamment avec la filière de la boulangerie.

Les points de désaccord

Ils sont à l'origine des polémiques les plus violentes, à propos desquelles on peut considérer que le consommateur a été largement manipulé depuis plusieurs années.

a) *Les féculents* (riz, semoule, pâtes, blé, farines, céréales du petit déjeuner, pommes de terre, lentilles, pois chiches, pois cassés, flageolets...) *doivent être consommés à chaque repas.*

Dans le guide alimentaire pour tous du P.N.N.S., il nous est proposé d'introduire à chaque repas et « selon l'appétit », des aliments appartenant à la famille du pain, des céréales, des pommes de terre et des légumes secs. Néanmoins, l'accent est mis sur les aliments céréaliers complets ou le pain bis et privilégie la variété : comprenne qui pourra !

b) Concernant la consommation des glucides, ils sont l'objet d'une vraie polémique de la part de ceux qui reprochent le manque de précisions concernant une famille d'aliments dont certains sont considérés à risque.

– L'affrontement est clair sur ce sujet :

– D'un côté les experts conventionnels argumentent que la population ne consomme pas assez de glucides, et que ceux-ci ne sont pour rien dans l'épidémie d'obésité et la montée du diabète de type 2.

– De l'autre, la confusion volontairement entretenue par les experts entre « produits céréaliers entiers» favorables à la santé, et « produits céréaliers raffinés» néfastes, beaucoup plus faciles à acheter et à consommer, entraîne un message contre-productif.

À l'appui de cette thèse, il est reproché aux experts d'avoir axé toute la prévention de l'obésité sur la chasse aux graisses. Non seulement les résultats ne sont guère convaincants, mais ces conseils se traduisent par une plus grande consommation de sucres (céréales, féculents...) provoquant des effets opposés si les glucides ne sont pas minutieusement choisis.

c) Les produits laitiers (lait, yaourts, fromages) *doivent être consommés trois fois par jour.*

Le PNSS recommande la variété, les fromages les plus riches en calcium, les moins gras et les moins salés. C'est probablement sur la question du lait et des produits laitiers que la polémique est la plus vive. Là encore, dans ce débat qu'il convient d'éclairer, deux positions extrémistes s'opposent avec une rare violence.

D'un côté, les plus dogmatiques des pro-lait, argumentent par cette simple équation: ostéoporose = insuffisance d'apport en calcium. Le lait et les produits laitiers étant riches en calcium, ils sont donc indispensables pour lutter contre l'ostéoporose.

Se fondant sur cette équation, la nutrition officielle a largement favorisé l'image des « produits laitiers, nos amis pour la vie...»

Toute remise en question de cette vision angélique du lait fait bondir de rage une autorité éminente de la nutrition conventionnelle, le Professeur Bernard Guy Grand, responsable du service de nutrition à l'Hôtel Dieu.

Dans un éditorial de la revue de référence en France *Les Cahiers de Nutrition et de Diététique* [1], le professeur s'en prend violemment à ceux qui se permettent de toucher à la « vache sacrée ». En toute modestie et manifestant un esprit d'ouverture déroutant, notre professeur s'interroge à voix haute :

– Qu'ont-ils donc ces gourous illuminés qui créent une nouvelle insécurité nutritionnelle ?

Plus loin, et après avoir affirmé la main sur le cœur : « nous ne sommes pas de ceux qui cherchent à maintenir la diététique et la nutrition dans un carcan dogmatique », il poursuit en ces termes :

– Depuis quelques mois, monte en puissance, relayée par certains médias généralistes, une campagne anti-lait. Jusque là, quelques cas avaient été observés, circonscrits à la sphère des médecins parallèles, *infectant* quelques idéologues pseudo-scientifiques dont les vaticinations *sectaires* restaient confidentielles.

1. N° 39, 2, 2004, pp.107-108.

> *D'un autre côté, les partisans d'une thèse anti-lait qui considèrent pour les plus extrémistes que cet aliment est totalement inadapté à la consommation humaine.*

Ce lait, « une sacrée vacherie », écrivent certains, serait à l'origine de très nombreuses maladies, des plus graves comme la polyarthrite rhumatoïde, la spondylarthrite ankylosante, le diabète de type II, certains cancers (...), aux plus communes comme l'arthrose, la colite, les infections chroniques, les allergies...

Cette position, défendue par certains de manière excessive, s'est développée à la suite de travaux réalisés par un chercheur français de Montpellier, spécialiste en immunologie, le docteur Jean Seignalet, disparu en 2003. *L'Alimentation ou la 3ème médecine* [1], son ouvrage de référence, propose une synthèse de son travail.

L'argumentation fut audacieuse, peut-être incomplète mais certainement fort intéressante, pour mettre en évidence les relations parfois difficiles existant entre les aliments et l'organisme.

Jean Seignalet s'appuie sur l'examen attentif de l'alimentation préhistorique (période de 20 000 ans, de 7 000 à 30 000 ans avant notre ère). Cette période précède l'apparition de l'agriculture et de l'élevage et se caractérise par une alimentation de

1. Éditions F.X. de Guilbert, 2001.

chasseurs-cueilleurs, exempte de lait et de ses dérivés comme de produits céréaliers cultivés. Il se trouve que dans cette alimentation, la viande occupe une place importante et les produits de la cueillette sont très abondants (légumes et fruits, plantes sauvages, baies, noix...).

Grâce à ce type de consommation, trois mille calories sont ingérées chaque jour (mais autant de dépensées), trois à dix fois plus de vitamines qu'aujourd'hui, deux fois plus de calcium (sans aucun produit laitier) et dix grammes de potassium (contre 2,5 grammes aujourd'hui), avec une consommation en sodium minime rendant le rapport sodium / potassium très faible.

Les études sur la santé de cet homme préhistorique montrent que l'ostéoporose, le cancer, le rachitisme n'existaient pas. Aucun facteur d'obésité recensé et une répartition des graisses plutôt gynoïde (hanches, fesses) qu'androïde (localisée au niveau abdominal). Or, c'est bien cette dernière répartition que l'on considère aujourd'hui comme responsable du risque d'évolution vers le diabète ou la maladie cardio-vasculaire.

Fort de ce constat, Jean Seignalet observe que l'alimentation moderne est fort éloignée de l'alimentation préhistorique et il émet l'hypothèse de l'inadaptation digestive aux aliments issus de l'industrialisation alimentaire. Cela provoquerait une « putréfaction » de la flore intestinale avec la multiplication de « mauvaises » bactéries. Ce contenu intestinal, très agressif pour l'intestin grêle, entraînerait un phénomène majeur : l'augmentation de la perméabilité intestinale ou la transformation de l'intestin en « passoire ». Au travers de cette « passoire », des débris microbiens et des molécules alimentaires arriveraient à se faufiler dans l'organisme, provoquant ainsi des pathologies déclenchées par trois mécanismes.

– Des petits morceaux de protéines (peptides) d'origine bactérienne ou alimentaire seraient pris en charge par l'immunité du sujet et provoqueraient une maladie grave (polyarthrite rhumatoïde, maladie cœliaque ou intolérance grave au gluten...) chez ceux qui ont une prédisposition génétique.

– D'autres substances bactériennes ou alimentaires, non reconnues par l'immunité, viendraient « encrasser» le tissu conjonctif, permettant de soutenir et de faire communiquer les cellules entre elles. Cet « encrassage» au niveau du pancréas et du tissu adipeux favoriserait l'obésité et le diabète de type II et serait responsable de l'arthrose au niveau du cartilage. Au niveau des muscles et des tendons, il faciliterait la cellulite et pourrait évoluer vers la fibromyalgie (maladie très handicapante se manifestant par des douleurs rebelles des articulations, des muscles, des tendons, de la peau...).

– Enfin, le système de défense sanguin avec les globules blancs se chargerait d'éliminer les déchets nocifs, au travers d'un « émonctoire » comme la peau ou les muqueuses. Ce processus entraînerait des infections chroniques (ORL, bronchiques, urinaires...), des troubles cutanés (acné, psoriasis), des colites et certaines allergies (rhumes des foins).

Jean Seignalet, pour soigner l'ensemble de ces troubles, a proposé de restaurer l'alimentation ancestrale en excluant notamment tous les produits laitiers animaux et tous les produits céréaliers, en dehors du riz.

L'expérimentation de ce régime contribue, d'après lui, à une amélioration importante sinon une rémission complète des symptômes, de 80% dans la polyarthrite rhumatoïde, 75% dans les diabètes de type 2, 99% des colites, des rhumes des foins et des acnés...

Pour autant, ce régime très drastique ne pourrait être suivi, selon son expérience, que par 50% des patients.

Malgré cet inconvénient, ces résultats impressionnants auraient mérité une vraie interrogation du monde médical, et des nutritionnistes en particulier. Au contraire, la thèse du docteur Seignalet fut très mal reçue, notamment par les spécialistes en rhumatologie : comment un simple régime pourrait-il être aussi efficace que les médicaments les plus puissants pour combattre la polyarthrite rhumatoïde ? Et sans effets secondaires handicapants !

Au sein de la nutrition conventionnelle, le régime Seignalet ne connaît que très peu d'adeptes et, au contraire, déclenche la foudre des « référents» comme le professeur Guy-Grand, précédemment cité.

Par contre, en France, à la fin des années 1980, une frange de la population médicale, sensible aux idées non-conformistes en matière de nutrition, s'est intéressée à ces nouvelles théories :

L'alimentation hypotoxique (docteur Jacques Fradin) posait le problème en termes plus nuancés : les produits céréaliers, les produits laitiers animaux, les cuissons à haute température ne contribueraient-ils pas à l'installation et à la pérennité des maladies modernes ?

À partir de 1990, le concept de micronutrition s'installe en France dans le milieu médical.

Avec l'intérêt porté à l'équilibre de l'écosystème intestinal, les micronutritionnistes ne pouvaient ignorer le travail de Jean Seignalet, sans pour autant considérer le régime d'exclusion comme indispensable. Certains soignants, convaincus de ses thèses, se croient obligés d'interdire à leurs patients tous les produits laitiers de matière systématique. Cette attitude radicale, insoutenable sur le plan scientifique, entretient la guerre de tranchée entre les pro-lait et les anti-lait, combat d'arrière-garde sans aucun intérêt aujourd'hui, sinon de priver le consommateur d'un véritable débat sur sa santé et son alimentation.

Outre-Atlantique, dès 1985, le docteur Boyd Eaton oriente sa recherche sur l'alimentation préhistorique et conclut que l'homme moderne n'est guère différent de l'homme de cro-magnon sur le plan génétique: encore très proche du chasseur-cueilleur, il est soumis à une alimentation de producteur sédentaire qui ne lui convient pas.

Le docteur Stanley Roberts démontre qu'en convertissant les patients au régime ancestral, l'obésité se réduit facilement.

Le docteur Loren Cordain, l'un des chercheurs les plus fervents du régime préhistorique, plaide également pour une véritable réflexion sur les laitages et l'ensemble des produits céréaliers.

Le professeur Walter Willett est à la tête d'un important mouvement de contestation des recommandations officielles concernant les féculents, les farineux et les produits laitiers.

Une synthèse de ses travaux, jumelée à ceux de la littérature scientifique internationale, a servi de point d'appui aux références du livre *Santé, mensonge et propagande* dans lequel il est dit que la consommation de trois laitages par jour est loin d'être bénéfique pour la santé.

L'idée préconçue que la consommation abondante de produits laitiers protège de l'ostéoporose vole alors en éclats: les études ne le démontrent pas.

De ce fait, le lait n'est pas forcément notre allié puisque diversement toléré et les relations entre une consommation importante de produits laitiers et un risque cardio-vasculaire sont largement suggérés dans les enquêtes épidémiologiques.

La cerise sur le gâteau, si l'on ose dire, vient du rapprochement constaté par certaines études entre la consommation de laitages et le développement des cancers (en particulier de la prostate). Cette suspicion soulève la colère des tenants de la nutrition officielle qui qualifient ces affirmations « d'idées fausses pseudo-scientifiques ». Pour autant, l'institut américain de la recherche sur le cancer prend les choses suffisamment au sérieux pour conseiller la prudence en matière de consommation de produits laitiers qui devrait l'être en « faible quantité ». Ainsi, selon les travaux de l'équipe de l'école de santé publique de Harvard dirigée par Walter Willett, le conseil est de consommer un laitage par jour au lieu de trois.

Pour un désaccord, c'est un sacré désaccord !
Au beau milieu de cette foire d'empoigne, la sagesse serait de faire une moyenne, c'est-à-dire d'en consommer deux par jour… nous verrons plus loin que là n'est pas la solution, et qu'en fait, là n'est pas le problème.

En résumé

Nous vous proposons ce tableau, vous permettant d'avoir une idée synthétique des principaux points d'accord et de discorde entre les différents conseils:

LES POINTS D'ACCORD	LES POINTS DE RENCONTRE	LES POINTS DE DÉSACCORD
5 fruits et légumes par jour.	Privilégier les matières grasses d'origine végétale (olive, colza...).	Produits céréaliers et féculents ?
1 à 2 portions de protéines d'origine animale par jour.	Diminuer la consommation de sel.	Produits laitiers?
Limiter les produits sucrés et sucrés gras.		
1,5 litre d'eau par jour et 2 à 3 verres de vin par jour.		

Au-delà de cette vision réductrice, posée par les différents messages des experts officiels et de leurs contradicteurs, il nous semble important de mettre l'accent sur la volonté de plus en plus affichée des experts de rompre avec la notion d'interdit, de dictature ou de terrorisme alimentaire, souvent rattachée à la nutrition et à la diététique officielles.

Dans *Le Guide alimentaire pour tous* du P.N.S.S, il est recommandé de limiter la prise de certains aliments car il n'est pas question d'en interdire la consommation. Mais de temps en temps, on peut s'offrir un petit plaisir.

Influencé par les travaux des sociologues de l'alimentation, le discours nutritionniste n'oublie plus d'agrémenter les conseils d'un rappel des grands déterminants du comportement alimentaire.

Nous devons à Jean-Pierre Poulain, socio-anthropologue à l'université de Toulouse Le Mirail, d'avoir éclairé le chercheur en nutrition de notions fondamentales incontournables et trop facilement oubliées:

La décision alimentaire s'appuie sur les déterminants principaux: la santé, le plaisir, le social (en particulier la convivialité) et le symbolique.

Chaque individu se réfère à des représentations individuelles, souvent inconscientes, pour organiser chaque jour ses repas. Influencé par le modèle esthétique de minceur et par une montée de l'individualisme, le mangeur d'aujourd'hui est confronté à des choix auxquels il n'est pas forcément bien préparé. Il est soumis, d'une part, à l'information pour la moins cacophonique des spécialistes officiels, officieux et à la publicité omniprésente de l'industrie alimentaire. D'autre part, sur fond de dénonciation de l'épidémie de l'obésité, la décision alimentaire, génératrice d'anxiété, devient de plus en plus difficile à assumer.

Pour J.P. Poulain, manger impose de choisir entre les aliments qui sont bons pour la santé (fruits et légumes, oméga 3) et ceux qui rendent malade (vache folle, pesticides, dioxine et métaux lourds...). L'assiette peut être la source d'un merveilleux plaisir gustatif mais aussi d'un déplaisir qui peut aller jusqu'au dégoût. De plus, les omnivores que nous sommes sont capables de manger de tout pour se maintenir en vie, même au prix de l'espèce animale, option que certains refusent d'ailleurs, en devenant végétalistes (alimentation dénuée totalement de produits d'origine animale).

Ces ambivalences santé-maladie, plaisir-déplaisir, vie-mort sont tellement anxiogènes que les choix alimentaires ont dû se ritualiser pour éviter une prise de conscience douloureuse et permanente.

À dire vrai, à la question souvent posée : « l'homme est-il un libre mangeur ou est-il déterminé par un ensemble de facteurs qui orientent ses décisions ? », J.P. Poulain répond qu'il est largement soumis aux déterminants physiologiques, psychologiques, symboliques et culturels, mais qu'il lui reste cependant un espace de liberté qu'il lui convient de trouver.

Le conseil des experts en nutrition occulte souvent cette vision des choses, ce qui fait dire à J.P. Poulain et à nombre de ses confrères qu'en terme de santé publique, les campagnes de recommandations officielles ne sont pas toujours pertinentes. Ne faudrait-il pas, au vu des résultats désastreux concernant la lutte contre l'obésité, orienter les crédits de recherche sur la seule question qui reste sans réponse : quelle est la nature de l'acte alimentaire ?

Ce que l'on oublie de vous dire...

Comme vous avez pu le constater, les conseils guidant nos choix alimentaires sont le fruit du travail d'experts en nutrition. Ces recommandations officielles, telles qu'elles sont préconisées, avec leur pertinence et leur faiblesse sont d'une lisibilité peu évidente en regard des messages pseudo-officiels de la publicité de l'industrie agro-alimentaire (l'agro-marketing). Nous avons remarqué également le peu de moyens pédagogiques développés au travers des messages, pour vous aider à mieux comprendre la relation alimentation-santé.

C'est pourquoi nous vous proposons une grille de lecture la plus simple possible pour vous aider à mieux identifier les véritables liens vous unissant à votre alimentation et à votre santé, en prenant en considération la perception personnelle que vous avez de votre corps et de votre esprit. Vous êtes unique, et se contenter d'un modèle alimentaire pour tous n'a pas de sens en matière de conseil individualisé. La décision alimentaire, vous l'avez compris, est soumise à de nombreuses influences que nous ne maîtrisons pas bien.

Au-delà de ces constats issus de la recherche en sociologie, la connaissance moderne des modalités de fonctionnement de notre cerveau nous aide à connaître le profil de notre personnalité et à mieux comprendre ces mystérieux liens qui nous unissent à notre assiette. Ces connaissances, issues des travaux les plus récents sur les neurosciences, sont particulièrement bien étudiées en France par l'équipe de l'Institut de Médecine Environnementale dirigée par le docteur Jacques Fradin. Cité précédemment pour ses recherches dans le domaine de l'alimentation hypotoxique, il explore, depuis 1980, les applications des neurosciences dans le domaine psy. Fondateur des T.N.C.C (techniques neurocognitives et comportementales), son travail trouve un écho déterminant dans la psychopédagogie du mangeur.

Nous aborderons quelques éléments de cette connaissance nouvelle (psychonutrition), vous permettant de mieux identifier votre profil alimentaire.

Les experts en nutrition...
actuellement sur la sellette !

Les professionnels de la nutrition, appelés à déterminer les recommandations alimentaires, sont pour la plupart des spécialistes en santé publique, connaissant parfaitement les rouages des études et des méthodes permettant d'établir des liens de causalité entre la consommation de certains aliments et les pathologies qui s'y rapportent.

Puisque leur mission est de nous conseiller sur le contenu de notre assiette en vue d'améliorer notre santé, deux questions principales se posent aujourd'hui :

a) *Les experts sont-ils suffisamment indépendants pour que leur objectivité ne soit pas remise en cause ?*

b) *Puisque la plupart de ces experts sont spécialistes en santé publique et que leurs travaux portent sur l'analyse de populations, sont-ils les plus compétents pour s'adresser à nous, en tant qu'individus ?*

La première question soulève une polémique d'actualité:

Nous avons déjà abordé [1] la connivence, pour ne pas dire la collusion, entre les experts et l'industrie agro-alimentaire. Effectivement, leur participation au conseil scientifique des sociétés commerciales mettant sur le marché les produits à consommer, rend pertinent le soupçon de complaisance. Certains poids lourds de nos experts sont par ailleurs devenus des « cumulards» en conseils scientifiques et passent leur temps à faire le grand écart dans leurs écrits, pour favoriser la vente des produits auxquels leur nom est associé. Pourtant l'AFSSA a prévu des règles de déontologie très précises, en les obligeant à écrire chaque année leur déclaration d'intérêts et à ne pas siéger dans une commission où ils pourraient être soupçonnés

1. Thierry SOUCCAR et Isabelle ROBARD, *Santé, mensonge et propagande.*

d'une insuffisance d'objectivité. Ce principe étant loin d'être respecté, le manque de confiance persiste aujourd'hui.

Du côté des États-Unis, la critique est identique:

Selon le professeur Walter Willett, il existe «un problème sérieux quand les recommandations nutritionnelles sont sous contrôle d'un organisme dont les membres entretiennent des liens étroits avec l'agro-business» Il affirme qu'il serait bien plus à son aise si ces recommandations étaient sous la responsabilité d'une organisation non gouvernementale. Le sénateur Peter Fitzgerald souhaite aussi retirer au ministère de l'agriculture des États-Unis la responsabilité des recommandations nutritionnelles :

«Donner cette mission au ministère de l'agriculture, c'est un peu comme donner au renard la mission de diriger le poulailler»

Nous avons pu observer en consultation que les patients à la recherche de conseils nutritionnels évoquent habituellement leur relation à l'alimentation «en état d'urgence ». Ceux qui viennent pour d'autres motifs et qui ne demandent pas de conseils sur leur alimentation manifestent pour la plupart un état d'urgence à l'évocation du sujet.

Quand les experts nous prennent pour des crétins...

La connivence entre les experts en nutrition et l'industrie agroalimentaire s'est particulièrement illustrée dans le dossier du colza. Au début des années 60, les chercheurs d'Unilever préconisent la mise au point d'une huile et d'une margarine à base de tournesol.
En effet, le tournesol est riche en acide linoléique et cet acide gras, tête de liste des oméga 6, a démontré sa capacité à faire baisser le cholestérol. Le tournesol envahit alors nos cuisines, et seul le colza s'avère un concurrent à cette mode du « tout tournesol »
Mais une sombre affaire tombe à pic au début des années 70 : des rats nourris à l'acide érucique (présent dans l'huile de colza) auraient présenté des petites lésions au niveau du coeur. Un procès en sorcellerie s'abat sur le colza, la route est libre de nouveau pour le tournesol !

Vingt ans plus tard, le professeur Serge Renaud est à l'origine d'un somptueux travail de recherche pour découvrir le secret de la longévité des Crétois. Ses expériences l'amènent à suggérer que le responsable de ce miracle n'est autre que l'acide alpha linolénique, tête de liste des oméga 3, très abondant dans la nourriture des Crétois. En 1988, pour en avoir le cœur net, il lance l'une des études les plus prestigieuses de la recherche médicale française, en collaboration avec Michel de Lorgeril.
Cette étude (Étude de Lyon ou Lyon Diet Heart Study) compare deux populations de 300 patients qui ont déjà subi un accident cardiovasculaire :

Au premier groupe, il propose le régime prudent des cardiologues, à base notamment de tournesol; au deuxième, il propose d'enrichir ce régime d'acide alpha linoléique grâce à la margarine de colza qui en contient 10 %.
Dès 1994, les premiers résultats s'avèrent extraordinaires. Les récidives d'accidents vasculaires sont inférieures à 70 % dans le groupe « Crétois ». Jamais un médicament n'a donné de tels résultats !

Les conférences, les écrits, le livre de Serge Renaud Le régime santé [1], *expliquent très clairement le nouveau problème posé. La protection de la santé en général, cardio-vasculaire en particulier, dépend du rapport oméga 6/oméga 3 dans la ration alimentaire quotidienne. Le rapport favorable pour Renaud doit se situer entre 3 et 5. Au début des années 80, dans les recommandations officielles, il était de 30, en 1992 dans les ANC, il était encore de 10. Serge Renaud milite pour qu'Unilever, sponsor de l'étude de Lyon et fournisseur de la margarine de colza pour cette étude, la mette rapidement sur le marché. Et bien non, des années d'investissement à mettre au point la première margarine aux phytostérols (Pro-Activ) lui font refuser la solution colza. La raison de cette curieuse décision : le message publicitaire de Pro-Activ -« contribue à la baisse du cholestérol »- est beaucoup plus intéressant sur le plan commercial.*

Depuis 1995, les experts en nutrition entretiennent le flou sur cette question. Pourtant, en 2000, coordonnées par le professeur Philippe Legrand, les ANC décident de faire clairement le point sur le rapport favorable omega 6/oméga 3 qui est finalement préconisé à 5. Mais tous les nutritionnistes de renom n'ont pas lu les ANC 2000…

1. Chez Odile Jacob.

En 2002, le fameux Pr Guy Grand, dont l'ouverture d'esprit n'est plus à vanter, est invité au Médec (Salon de la médecine) pour une conférence devant une centaine de médecins sur la nutrition. À la fin de cette conférence sans grand intérêt, un médecin pose la question sur laquelle beaucoup de confrères s'interrogent: «Monsieur le professeur, que pensez-vous du modèle crétois en matière de conseil alimentaire?» La réponse fuse« Le régime crétois, c'est un régime de crétins *pour des* crétins*!» Conférence terminée, circulez, il n'y a plus rien à voir! Dans sa mission d'informer les médecins quant aux meilleurs soins à dispenser à leurs patients, ce n'est guère brillant; on peut même se demander si de la part d'une autorité compétente et reconnue, ces propos ne sont pas tout simplement irresponsables vis à vis de nos patients coronariens?*

Octobre 2003: Fort de son savoir-faire familial en marketing et communication, David Servan-Schreiber publie un best-seller sur la façon de mieux se soigner. Guérir *se vend à 500 000 exemplaires, c'est le succès, accompagné d'une campagne médiatique d'une rare efficacité. Parmi les quelques recettes, relativement modestes en terme d'innovation mais fort habilement présentées, un chapitre est consacré à quelques travaux sur l'effet de fortes doses d'oméga 3 sur la dépression. En quelques semaines D.S.S est 10 fois plus connu que le professeur Serge Renaud et on assiste dix ans trop tard (que de temps perdu pour nos fragiles coronaires) à la révolution des oméga 3.*

Dans la même année, ultime aubaine, les autorités donnent aux huiliers l'autorisation de mentionner: «Les omégas 3 participent à la protection cardiovasculaire.» Unilever sort rapidement sa nouvelle margarine «Fruit d'or oméga 3», Lesieur en juillet 2004 sa nouvelle huile «Fleur de colza».

Lesieur, dans sa campagne de communication, trouve aujourd'hui que le colza a été traité pendant trop longtemps de manière injuste.
On croit rêver...

Les experts sont-ils compétents en recommandations alimentaires ?

Jusqu'en 2002, date des recommandations alimentaires du P.N.S.S., les nutritionnistes français n'ont pas proposé de recommandations alimentaires. Ils se sont simplement exprimés au travers de ce que l'on appelle les A.N.C. (Apports Nutritionnels Conseillés) dans des livres de référence (1981, 1992 et 2000 pour la troisième édition).

Ce travail consiste à déterminer pour chaque nutriment (glucides, lipides, protéines, vitamines, minéraux, oligoéléments...) des valeurs choisies par un groupe d'experts français qui tiennent compte des données scientifiques mais aussi des motivations et habitudes alimentaires des personnes concernées, dans la mesure où ces habitudes ne sont pas nuisibles à la santé.

Les ANC sont donc calculés grâce à une méthode statistique (courbe de Gauss, établissement de la moyenne, établissement de l'écart type...) pour un nutriment et pour une population définie (enfants, adolescents, femmes enceintes, sujets âgés, sujets sportifs...). Ces ANC sont composés par les experts eux-mêmes et les médecins les lisent « parfois », sans pour autant être plus renseignés quant au conseil individualisé à transmettre aux patients.

Selon les rédacteurs des ANC, la notion de « conseil » est moins forte que celle de « recommandation » ; les valeurs proposées ne sont pas des normes contraignantes, mais des *repères* pour les individus ou des *références* pour les populations. Les atteindre permet de s'assurer qu'il n'y a aucun problème nutritionnel pour le groupe considéré. À l'opposé ne pas les atteindre n'est pas synonyme de malnutrition ou de carence. La « modestie » de cette formulation est liée aux difficultés et aux incertitudes dans l'établissement des valeurs et à la *méconnaissance* du besoin individuel [1]. Tout cela veut dire que pour vous comme pour tout un chacun, médecins compris, le discours des nutritionnistes est longtemps resté hermétique.

L'objectif du P.N.N.S., avec la rédaction de *La Santé vient en mangeant,* a été de formuler en termes concrets des recommandations de santé publique. Elles ont été définies après le rapport du H.C.S.P. (Haut Comité de Santé Publique), remis en 2000 au gouvernement de l'époque, à la demande conjointe de Bernard Kouchner et Martine Aubry.

---

1. ANC 2000 pour la population française, p.6.

Comme le suggère clairement le docteur Jean-Michel Lecerf, éminent spécialiste en nutrition de l'Institut Pasteur de Lille: « L'essai est intéressant, mais il reste arbitraire et imparfait ».

On peut donc se poser légitimement la question suivante:

Si nous pouvons admettre que les experts en nutrition sont aptes à établir les apports souhaitables de chaque nutriment pour les différentes populations, on ne voit pas très bien où se situent les compétences pour recommander à chacun d'entre nous ce que nous devons mettre dans notre assiette?

À qui pourrions-nous faire confiance pour nous donner les clés du savoir manger?

Certainement pas à des experts en santé publique qui ignorent à peu près tout de la dimension sociologique et psycho-émotionnelle de la relation entre l'individu et son alimentation.

D'ailleurs, vous ne vous y trompez pas. À côté des discours plus ou moins officiels, plus ou moins teintés des influences des lobbies agro-alimentaires, d'autre recommandations non officielles abondent dans les médias généralistes et dans des ouvrages souvent plébiscités par le public. Surfant le plus souvent sur le thème incontournable de l'excès de poids, ils officialisent chaque année quelques régimes à la mode. La plupart de ces livres manquent de sérieux, mais démontrent, par leur succès, que la nutrition officielle n'a pas trouvé la qualité pédagogique nécessaire pour éclairer le mangeur.

Aliment et santé : comment ça marche ?

« Manger équilibré », « manger sain », « bien manger », c'est bon pour la santé !

Soit, mais qu'est ce que cela veut dire, en pratique ?

En quoi un aliment est-il susceptible de mieux faire fonctionner mon organisme, que l'on pourrait assimiler à une machine ?

Il est habituel d'entendre dire que ce qui touche à l'alimentation, à la nutrition, est du domaine du complexe. Comme c'est complexe, on a peur que ce soit compliqué, donc on simplifie. Au résultat on n'y comprend rien ou pas grand chose.

Depuis 1998, avec Denis Riché (le nutritionniste le plus compétent à ma connaissance dans le domaine du sport), nous accompagnons de nombreux sportifs de très haut niveau, en diététique et micronutrition. Nous sommes convaincus que nos conseils ne peuvent être suivis que s'ils sont bien compris par nos interlocuteurs, la plupart du temps très exigeants avec eux-mêmes. C'est pourquoi nous tentons d'expliquer des notions complexes d'une manière pédagogique et accessible.

Pour le sportif, la plupart du temps, le message nutritionnel simplifié à l'extrême se résume à:

– Il faut que je mange des pâtes (glucides lents) pour courir longtemps.

– J'ai besoin de protéines (viandes et pourquoi pas des louches de poudre protéinée) pour faire du muscle.

– Je dois éviter les graisses parce que, sinon, je vais prendre du poids et donc, courir moins vite.

La culture diététique résumée à ces trois affirmations ne fonctionne pas. En prenant un peu de recul, nous nous sommes rendu compte qu'avec l'approfondissement des connaissances, la relation alimentation-santé a progressivement franchi des paliers de connaissances de plus en plus passionnants au cours de ces trente dernières années.

Nous pouvons schématiser cette évolution en 4 étapes :

Première étape : la nutrition officielle

Elle considère l'aliment comme un *carburant énergétique*:

- Les sucres ou les glucides, c'est le super.
- Les graisses ou les lipides, c'est le diesel.

♦ Les protéines peuvent servir de réservoir d'appoint.

Elle considère ensuite l'aliment comme une *matière première,* destinée à remplacer les pièces défectueuses. Contrairement à une voiture, quand une pièce est usée on ne la change pas car chaque jour, les organes (tissus faits de cellules) se renouvellent. La matière première la plus importante pour remplacer est donc la protéine.

Le deuxième élément primordial est la graisse, et notamment les fameux acides gras polyinsaturés oméga 3 et oméga 6, puisqu'ils servent de matériaux pour constituer les membranes de nos cellules. Certains sucres accrochés à des protéines peuvent servir d'appoint.

Les micronutriments: Les vitamines, les minéraux et oligoéléments sont indispensables à toutes les réactions (métabolismes) qui se passent dans les cellules. On les appelle des cofacteurs métaboliques. Quelques vitamines et oligoéléments participent également à la lutte contre certains déchets de l'organisme que l'on appelle radicaux libres.

Deuxième étape: la micronutrition fonctionnelle

Elle s'intéresse à tous les nutriments qui permettent à la cellule de vivre, de fonctionner, de se renouveler.

C'est vrai, les nutriments et les micronutriments agissent en tant que cofacteurs métaboliques et anti-oxydants, mais ils interviennent aussi en tant que régulateurs de nombreuses autres fonctions.

♦ La modulation hormonale : certains acides gras polyinsaturés de la membrane se transforment en substances qui jouent un rôle d'hormone locale.

♦ La modulation immunitaire par le biais de protéines sous la forme d'immunoglobines, de cytokines.

♦ La modulation psychofonctionnelle certains acides aminés qui nous viennent des protéines alimentaires (tyrosine, tryptophane) se transforment, au niveau du cerveau, en neuromédiateurs. Ils permettent l'harmonie du comportement, de l'humeur et des émotions.

♦ La modulation détoxifiante: de nombreuses substances issues des fruits et légumes permettent d'aider le foie à se débarrasser des substances toxiques.

♦ La modulation de la communication entre les cellules pour que les organes fonctionnent harmonieusement, la communication entre les cellules doit être parfaite. L'équilibre à maintenir entre les différentes graisses consommées quotidiennement joue un grand rôle dans cette communication.

♦ La régulation acido-basique: pour que l'organisme fonctionne correctement, le PH doit être stable. Certains aliments ont pour propriété d'acidifier l'organisme et d'autres de l'alcaliniser.

Troisième étape: la nutrition « ANTIGÉNIQUE »

Nous avons vu que la nature des aliments consommés intervient dans une possible augmentation de perméabilité intestinale et que l'intestin, devenu alors une véritable «passoire», laisse passer dans l'organisme des débris microbiens et des protéines alimentaires. Ces protéines se comportent alors comme des intrus dans l'organisme: on les appelle des antigènes. Ils provoquent des réactions immunologiques à l'origine de perturbations pour la santé, voire de maladies.

À ces phénomènes, on peut ajouter le problème de la tolérance de chaque individu aux aliments qu'il consomme. De nombreux symptômes en découlent comme l'allergie, les colites, les infections récidivantes...

Quatrième étape: La nutrigénétique et la nutrigénomique

Les relations entre l'alimentation et notre patrimoine génétique commencent à être mieux connues:

♦ La nutrigénétique étudie les capacités « génétiques» à digérer, assimiler et métaboliser les aliments (elles sont très différentes en fonction des individus).

♦ La nutrigénomique étudie l'influence du nutriment sur la modulation de l'expression génétique. Cela veut dire tout simplement qu'en fonction de ce que vous mangez, votre patrimoine génétique ne donne pas les mêmes ordres.

Un exemple concret: un acide gras saturé a tendance à mettre en réserve les graisses, alors qu'un acide gras oméga 3 aura plutôt tendance à les limiter. C'est une des notions modernes les plus importantes en nutrition dans le traitement du surpoids.

Au-delà de ces quatre étapes, certains travaux de recherche permettent d'aborder les grands déterminants de l'acte alimentaire :

♦ *Travaux sociologiques pour la partie hédonique (plaisir), socialisante (convivialité) et symbolique.*

♦ *Travaux en neuropsychologie, pour mieux comprendre les relations psychologiques que l'individu entretient avec son alimentation.*

On peut donc illustrer l'action de l'aliment sur notre organisme de cette façon

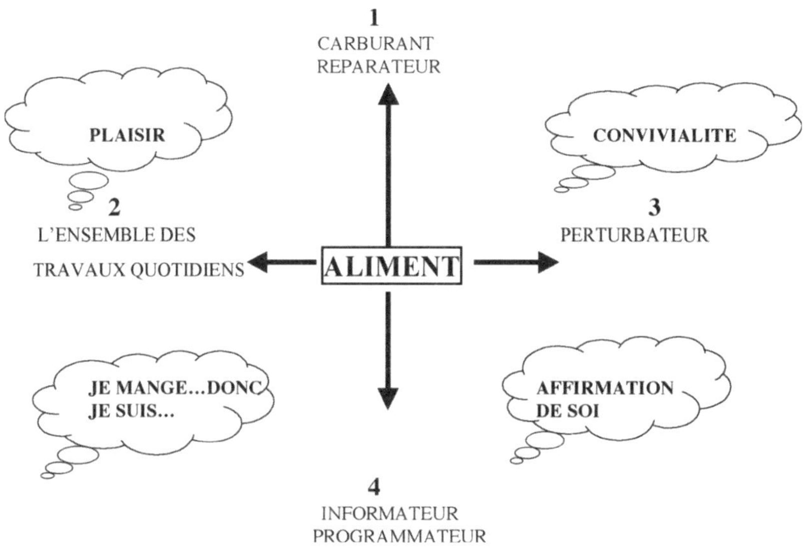

Ce regard, permettant de visualiser la « complexité » de l'action potentielle de notre alimentation sur notre santé doit être complété par un schéma pédagogique, illustrant l'ensemble des éléments qui contribuent à nous rendre malade ou à rester bien portant.

« L'importance des interactions gènes-environnement »

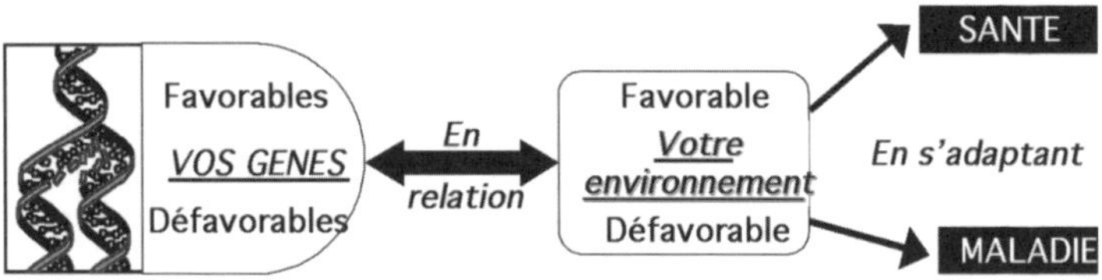

Schéma emprunté à Bernard POURRIAS, pharmacologue, spécialiste en prospective de la santé et rédacteur en chef de l'excellente revue NAFAS, consacrée à l'alimentation-santé et micronutrition.

Chaque individu possède un capital génétique qui lui est propre. Mais celui-ci peut être gravement perturbé par une mutation génétique. Cette hypothèse, heureusement rare, se traduit par une maladie génétique. La myopathie, médiatisée au travers de l'action TELETHON pour trouver les fonds nécessaires à la recherche, fait partie de ces maladies dues à une seule mutation définitive que l'on appelle « maladie monogénique». Beaucoup plus nombreuses, les maladies « modernes» comme le cancer, les maladies cardiovasculaires, l'obésité, l'ostéoporose sont dues à des petites perturbations de plusieurs gènes. Ce sont des maladies polygéniques.

Chacun d'entre nous dispose de quelques-unes de ces perturbations nommées « gènes de susceptibilité». Ils nous prédisposent à développer telle ou telle maladie. Cependant, les découvertes récentes ont démontré que ces prédispositions ne sont pourtant pas des programmations définitives.

Comme l'illustre le schéma ci-dessus, nos gènes (plus ou moins favorables) agissent en interaction avec notre environnement (plus ou moins favorable) pour stabiliser notre organisme en bonne santé ou développer une maladie. Parmi les facteurs de l'environnement les plus influents, l'alimentation est l'un des plus importants et celui sur lequel l'intervention est facile et parfois spectaculaire.

Les perspectives de traitement des maladies sont très claires aujourd'hui : l'intervention sur les gènes malades (thérapie génique) se heurte à de grandes difficultés, et pour l'instant, se révèle relativement décevante. La thérapie génique sur les maladies «polygéniques» est totalement inenvisageable. Par contre, les progrès en génétique laissent espérer, dans quelques années, la possibilité d'établir une carte d'identité de nos gènes de susceptibilité, et de focaliser la prévention sur les individus à risque (médecine prédictive).

Actuellement, les interventions efficaces s'orientent tout d'abord vers les thérapies scientifiquement évaluées pour les maladies, parmi lesquelles les médicaments et les interventions chirurgicales ont toute leur place. Elles s'orientent également vers les facteurs environnementaux afin de compléter les traitements et d'éviter les récidives en prévenant les individus à risque de les développer.

C'est dans le cadre de l'intervention sur les facteurs d'environnement que la diététique et la micronutrition prennent aujourd'hui tout leur sens. En attendant qu'une carte d'identité des « gènes de susceptibilité » soit validée et utilisable en pratique, nous avons à votre disposition, pour affiner le conseil individualisé, de nombreux outils dont la confrontation nous permet d'établir un profil nutritionnel très précis. Nous les examinerons dans le chapitre consacré à la micronutrition.

En résumé

– Notre santé est largement dépendante de notre capital génétique. « L'histoire du grand-père en pleine forme jusqu'à 90 ans, en fumant un paquet par jour et en sirotant régulièrement sa gnole »... cela existe, mais ce n'est pas un modèle.

– Quel que soit notre capital génétique, notre organisme est sous l'influence dominante des facteurs de l'environnement dont l'alimentation se taille la part du lion. Si elle est favorable, elle évitera à un « mauvais » gène de s'exprimer. Au contraire, une alimentation défavorable va surexprimer un gène qui n'était pas si mauvais que ça au départ.

– L'alimentation nous fournit notre énergie, renouvelle en permanence nos cellules et participe à tous nos métabolismes.

– L'alimentation est le *booster* naturel de nos hormones, de nos défenses, de notre cerveau et de la détoxification de nos déchets.

– L'alimentation peut jouer également le rôle d'intrus et s'introduire sans permission au travers de la paroi digestive et de ce fait, déclencher de nombreux problèmes de santé.

– Enfin, l'alimentation peut influencer de manière très favorable notre programme génétique ; le couple gènes-environnement (alimentation), c'est lui, notre vrai capital.

Entre l'assiette et notre santé, une histoire de maillons faibles…

Une fois cette nouvelle vision posée, attachons-nous, à partir de ce schéma, à préciser les éléments sur lesquels notre alimentation pourra intervenir de manière très spectaculaire. Tout d'abord, nous allons étudier certaines fonctions de l'organisme dépendant de manière très étroite de l'apport alimentaire. On les appelle : « Les 4 maillons faibles de notre organisme »

L'interface digestif est notre premier maillon faible

Nos aliments, avant d'être utilisés par notre organisme, doivent être digérés (découpage des aliments en nutriments assimilables) puis assimilés par le tube digestif. Pour digérer, nous utilisons des enzymes fabriquées notamment par le pancréas dont l'efficacité dépend de notre patrimoine génétique. Et pour assimiler, nous devons avoir un tube digestif de bonne qualité sous l'influence de l'équilibre de notre écosystème intestinal.

Celui-ci peut être déséquilibré par de nombreux facteurs, en particulier, ceux qui agressent notre flore intestinalεles infections digestives, les anti-biotiques, les diarrhées, la constipation, l'in-flammation, les intolérances alimentaires, le stress mal géré, une alimentation mal adaptée, autant de facteurs qui le perturbent et modifient nos capacités d'assimilation.

La protection cellulaire est notre deuxième maillon faible.

Pour assurer nos besoins quotidiens, nos cellules utilisent de l'oxygène pour fournir l'énergie nécessaire. Une partie de cet oxygène indispensable libère des dérivés très agressifs pour nos cellules, les radicaux libres. Ils sont ensuite utilisés par nos cellules, notamment pour nous défendre contre les bactéries : ils sont indispensables à la vie.

La pollution, le tabac, les boissons alcoolisées, la détoxication des médicaments libèrent également des radicaux libres dans l'organisme. Enfin, les infections et les inflammations chroniques sont aussi de grands pourvoyeurs.

Face à ces déchets, utiles mais dangereux, l'organisme dispose de moyens efficaces pour neutraliser les radicaux libres en excès : des enzymes anti-radicalaires (dépendant de nos capacités génétiques) et des piégeurs de radicaux libres apportés par l'alimentation, notamment par les fruits et légumes (vitamines A, E, C et toutes les molécules appartenant à la famille des flavonoïdes).

De plus l'alimentation fournit aux enzymes anti-radicalaires des cofacteurs indispensables à leur bon fonctionnement : il s'agit notamment du zinc, du cuivre et du sélénium.

Lorsque la cellule est violemment agressée (ultra-violet, infection, inflammation, production massive de radicaux libres), les protéines de structure de la cellule risquent d'être dénaturées, ce qui peut altérer gravement son bon fonctionnement. Pour se défendre, elle dispose d'un autre moyen de protection, en fabriquant de nouvelles protéines que l'on appelle les protéines de stress ou H.S.P (Heat Shock Protein). Ce sont de véritables « chaperons ». Parmi leurs fonctions, elles sont capables de réparer les protéines endommagées et d'éliminer celles qui sont définitivement inutilisables. L'action de ces protéines de stress est modulée par quelques substances que l'on peut trouver dans certaines plantes ou algues, soumises dans leur environnement naturel à des conditions très défavorables comme la sècheresse, le grand froid et la grande chaleur. On les appelle « plantes de la résurrection », puisqu'elles ont la capacité de retrouver un aspect normal après une période de « mort apparente ».

La défense anti-radicalaire assure la protection de nos cellules, en partie grâce à la qualité de notre alimentation.

Les membranes de nos cellules constituent notre troisième maillon faible.

Pendant très longtemps, les graisses ou lipides ont été considérées comme les ennemis de la bonne santé. Une fâcheuse réputation due à l'effet nocif du LDL cholestérol (celui que l'on appelle de manière un peu simpliste le «mauvais» cholestérol) sur le plan vasculaire. En fait, il est nocif uniquement en excès et surtout s'il est oxydé par un excès de radicaux libres non neutralisés dans l'organisme. L'influence de la consommation alimentaire du cholestérol est modeste dans les fluctuations de son taux puisque plus de 60% du cholestérol est fabriqué par le foie.

Certaines personnes, pour des raisons génétiques, ne contrôlent pas leur taux de cholestérol. Elles sont très rares et elles présentent des taux sanguins importants. Le traitement médicamenteux s'impose chez elles. Par contre, d'autres personnes consommant une alimentation trop «riche» et/ou mal équilibrée présentent des élévations beaucoup moins importantes. L'élévation est due essentiellement à une consommation trop importante de graisses en général et d'acides gras saturés en particulier. Pour cette catégorie d'individus, la diététique et la micro-nutrition sont à même de résoudre le problème.

Aujourd'hui, on ne pense plus du tout que les graisses sont mauvaises. Les plus consommées sont les acides gras, sous la forme de triglycérides. Lorsqu'ils sont apportés par l'alimentation quotidienne de manière suffisante et bien équilibrée, ils jouent un rôle extraordinairement important :

♦ *Ce sont les constituants principaux des membranes de toutes nos cellules, au sein de tous les organes. À ce titre ils contribuent à tous les échanges cellulaires et à la déformabilité indispensable de certaines cellules (notamment les globules rouges et les globules blancs).*

♦ *Certains acides gras polyinsaturés (les fameux oméga 3 et oméga 6) se transforment en de véritables petites hormones qui régulent notamment l'inflammation, la coagulation, l'immunité, l'allergie. Au sein de nos membranes, notre organisme dispose dans chaque cellule d'une petite « armoire à pharmacie» naturelle, sous l'influence de nos habitudes alimentaires.*

♦ *Les acides gras, en particulier les polyinsaturés, font partie des nutriments de notre alimentation capables de « moduler l'expression de nos gènes ». Cela veut dire que nos susceptibilités génétiques n'agissent pas isolément comme un programmateur mais sont en permanence influencées par la qualité de notre alimentation.*

Le fonctionnement du cerveau est bien notre quatrième maillon faible.

Nos pensées, nos comportements, nos émotions ne sont pas seulement le résultat de nos soucis quotidiens ni de nos capacités mentales génétiquement programmées ou acquises par notre apprentissage. Même si tous ces facteurs contribuent à nous adapter plus ou moins bien aux aléas quotidiens, notre cerveau est un organe particulièrement gourmand et gourmet pour fonctionner de manière harmonieuse. Les différentes activités de notre cerveau sont chaque jour sous l'influence de la qualité de notre assiette :

♦ Les protéines alimentaires libèrent de la tyrosine et du tryptophane, nécessaires à la fabrication des neuromédiateurs (dopamine, noradrénaline et sérotonine). Ils influencent notre humeur, notre appétit, notre sommeil, notre capacité à l'action efficace et le contrôle de nos émotions.

♦ Parmi les minéraux et oligo-éléments fournis par notre assiette, certains nous sont indispensables : le fer, le magnésium, le cuivre ainsi que beaucoup de vitamines, la vitamine C, les vitamines B1, B6, B9 et tous les micronutriments anti-oxydants.

♦ La communication entre les neurones, la libération des neuromédiateurs, la protection de notre vision, de l'ensemble des neurones dépendent des apports en acides gras insaturés parmi lesquels les oméga 3 se taillent la part du lion avec également d'autres acides gras oméga 6.

Ces quatre maillons faibles sont, bien entendu, les cibles privilégiées d'une alimentation inadaptée mais déterminent également l'impact favorable ou défavorable de notre alimentation sur notre santé.

Nous pouvons illustrer notre propos par un schéma, présentant l'ensemble des points fragiles de l'organisme, sachant que chacun d'eux peut intervenir sur la totalité.

Les insuffisances d'apport, de digestion, d'assimilation et de métabolisation de nos aliments vont avoir des répercussions fonctionnelles sur ces quatre maillons faibles.

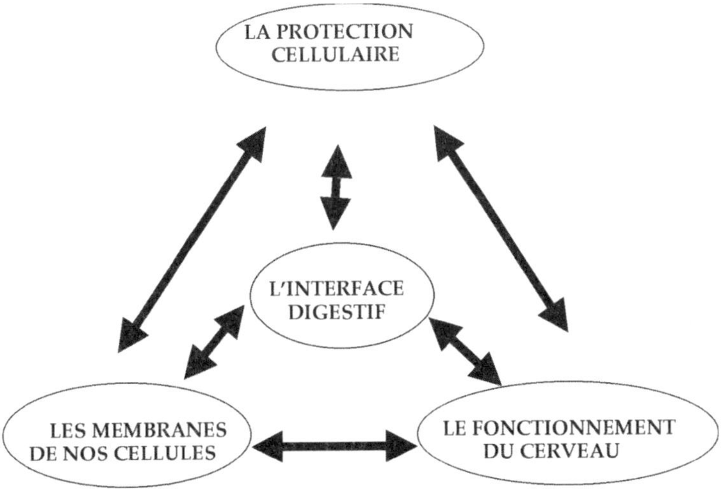

En résumé

Lorsque l'interface digestif est agressé, l'organisme peut présenter les troubles suivants :

♦ Des troubles fonctionnels digestifs.
♦ Des intolérances et des allergies.
♦ Des perturbations à distances secondaires à l'hyperméabilité intestinale: infections, douleurs ostéo-articulaires, problèmes cutanés...

Lorsque la protection cellulaire ne suffit plus pour neutraliser les agressions cellulaires, peuvent apparaître :

♦ Signes de vieillissement.
♦ Affections dégénératives (ostéo-articulaires, ophtalmo, cardiovasculaires).

Lorsque les membranes de nos cellules ne sont pas bien équipées ou lorsqu'elles sont trop agressées, on peut observer :

♦ Des signes de vieillissement au niveau de la peau.
♦ Des symptômes: au niveau psycho-émotionnel, au niveau circulatoire.

Enfin, lorsque le fonctionnement du cerveau sera moins efficace par un défaut d'approvisionnement nutritionnel, vont survenir :

- ♦ De la fatigue.
- ♦ Des troubles de l'humeur et du comportement.
- ♦ Des troubles du sommeil.

Force est de constater que les aliments consommés chaque jour contribuent non seulement à prévenir l'apparition de maladies (cardiovasculaires, métaboliques, cancers, ostéoporose...), mais également à éviter un grand nombre de perturbations fonctionnelles qui constituent plus de 80 % des motifs de consultation en médecine générale.

La fatigue, les infections bénignes récidivantes, les douleurs ostéo-articulaires communes, les troubles fonctionnels digestifs, les troubles de l'humeur et du comportement, les troubles circulatoires, les problèmes de peau sont donc largement dépendants d'une inadéquation entre les besoins de notre organisme et les apports nutritionnels quotidiens.

Ainsi, à la lumière des observations faites depuis dix ans et colligées par les médecins experts en micronutrition, nous pouvons, à côté de l'exploration de la façon de s'alimenter, mesurer l'impact de votre alimentation sur les principales fonctions de votre organisme et également sur le fonctionnement de votre cerveau.

Qui décide quand je grignote ?

Pour modifier sa façon de s'alimenter, pour décider de manger correctement (ou comme on vous le dit), pour se mettre au régime après avoir laissé s'installer quelques kilos superflus, il nous faut dit-on, de la volonté. Malgré les bons conseils de nos experts en nutrition, il serait dit que nous sommes plus perméables aux discours de ceux qui nous imposeraient la stratégie du sucré et du gras. En termes clairs, soit nous sommes les victimes de la «Mac-Domination» et de la «Cocacolonisation», soit nous sommes insouciants vis à vis de notre santé, ou tout simplement incapables de tempérer nos appétits gourmands et irresponsables.

Pour lutter contre les premiers, les pouvoirs publics se sentent obligés de légiférer : suppression des distributeurs de boissons et autres produits sucrés dans les écoles, et bientôt une taxe pour les fabricants ne mentionnant pas « un avertissement sanitaire» sur tous les produits diététiquement incorrects. Pour nous aider à devenir raisonnables, les campagnes de santé publique du type « la santé vient en mangeant » sont là pour nous apprendre à devenir adultes devant notre assiette, sans pour autant, dit-on, nous priver du plaisir et de la convivialité qui conviennent à l'acte alimentaire.

Pourtant les observateurs objectifs le reconnaissent : c'est un constat de faillite du message alimentaire éducatif !

Connaissez-vous la nation qui a le plus investi dans les campagnes de prévention de l'obésité depuis vingt ans ? Vous l'avez deviné, il s'agit des États-Unis !...Cela mérite, sans doute, que l'on s'interroge sur la pertinence des analyses réalisées et plus particulièrement sur l'adaptation de leurs conclusions à l'homme du XXIe siècle, qui ne fonctionne plus vraiment avec la méthode de la « carotte et du bâton ».

Explorons ensemble quelques données modernes du fonctionnement du cerveau, afin d'envisager avec vous une approche plus pédagogique de l'application du conseil alimentaire.

Dans le cadre des travaux réalisés au sein de l'équipe de l'Institut de Médecine Environnementale, Jacques Fradin nous propose trois concepts nous permettant aujourd'hui de percevoir les contours d'une approche psychonutritionnelle d'avenir :

– Une pédagogie centrée autour de la théorie des trois cerveaux de Mac Lean, qui permet d'aborder de manière cohérente la gestion du stress.

– Une lecture originale des modes mentaux qui nous aide à mieux comprendre nos difficultés face au changement, notamment alimentaire.

– Une vision audacieuse des structures de personnalités, qui nous engage à nous appuyer sur les ressorts de motivation propres à chacun.

En 1960, le chirurgien et physiologiste américain Paul Mac Lean proposait une théorie intéressante sur le fonctionnement cérébral. Schématiquement, notre cerveau serait constitué de trois structures de nature différente, témoins de l'évolution de l'espèce.

Les trois structures de notre cerveau

– **Le cerveau reptilien** gère les instincts de vie (manger, boire, se reproduire...), mais aussi, et c'est fondamental, les instincts de SURVIE, ceux qui permettent à l'espèce de faire face à la menace. Il s'exprime au travers de trois états d'urgence de l'instinct (E.U.I.) particulièrement bien étudiés par Henri Laborit : la fuite, la lutte et l'inhibition de l'action. Ces trois E.U.I s'opposent à l'état de calme : l'activation de l'action.

Les caractéristiques du cerveau reptilien, c'est tout d'abord qu'il n'apprend rien, il n'a aucune mémoire. Il vit dans le présent et ne souffre pas du passé.

Selon cette vision, les trois états d'urgence recouvrent ce que l'on appelle les états du stress, plus particulièrement l'anxiété pour la fuite, la colère pour la lutte, le découragement et la déprime pour l'inhibition de l'action.

– **Le cerveau « limbique »**, le cerveau émotionnel, permet l'apprentissage en fixant les souvenirs (mémoire d'acquisition). C'est notre disque dur qui engramme des millions d'apprentissages pour les restituer au besoin, de manière automatique. Nous n'avons pas besoin de réfléchir pour avoir une réponse limbique à une question donnée : c'est un cerveau rapide (apprentissage « par cœur »). C'est aussi un cerveau social, puisqu'il établit et mémorise notre place dans le groupe (instinct grégaire) et ceci est primordial.

Lorsque nous nous exprimons avec notre cerveau limbique, nous avons des ressentis comme l'amour, la haine, la honte, la fierté. Quelque peu rigide, il est au centre des croyances et des pensées irrationnelles. C'est bien au siège de ce cerveau que sont ancrées nos habitudes alimentaires, forgées depuis la prime enfance et tout au long de notre apprentissage éducatif.

– **La troisième structure**, le cerveau « préfrontal » est considéré comme le cerveau « intelligent». Il permet l'acquisition des capacités supérieures: langage, intelligence visio-spatiale, logique, art, conscience du temps (il permet l'anticipation). C'est aussi le cerveau de l'intelligence émotionnelle qui permet le contrôle des émotions, la prise de recul, la capacité d'adaptation.

Notre cerveau pré-frontal nous permet d'avoir accès à de nouvelles expériences pour enrichir nos compétences. Il est beaucoup plus lent que le cerveau limbique ; il lui faut le temps de la réflexion pour absorber les nouvelles informations, les comparer, les intégrer aux anciennes et en faire la synthèse. C'est aussi la boîte à outils pour les nouvelles solutions, quand le cerveau limbique ne dispose pas des réponses aux questions qui nous sont posées. Tout changement, alimentaire en particulier, doit aller explorer du côté pré-frontal pour expérimenter de nouvelles acquisitions.

Première application: «Être à l'écoute du reptilien...»

La compréhension des rituels de communication de notre cerveau reptilien facilite considérablement la communication. Face à l'état d'urgence de l'instinct (fuite, lutte, inhibition de l'action), il est utile d'éviter les faux-pas et au contraire de favoriser les attitudes positives pour chaque état.

♦ **L'«individu en fuite»**: vous pouvez le reconnaître par un regard qui se dérobe ou un sourire légèrement figé.

Il faudra éviter de contraindre, d'imposer, de juger, d'enfermer, de se faire le porte-parole de la vérité. Au contraire, en libérant l'espace, en se positionnant en co-équipier, en posant des questions ouvertes, vous ouvrez la porte de la communication, et vous pouvez calmer l'état d'urgence de fuite.

♦ **L'«individu en lutte»**: vous observerez, au contraire du précédent, le regard fixe, frontal et les mâchoires contractées.

Il faudra éviter de commencer par des reproches, une remise en question, de se positionner en dominateur. Agacer par l'imprécision, la désorganisation ou la désinvolture aggrave habituellement l'état de lutte. Au contraire, la reconnaissance (juste) des qualités de l'autre, de ses capacités d'actions, le fait d'être simple, direct, concret et factuel va contribuer à calmer largement cet état.

♦ **L'«individu en état d'inhibition de l'action»:** le regard sera en général dirigé en dessous de l'horizontale, les traits seront tombants et la voix aura tendance à descendre en fin de phrase.

Nier l'état, encourager à une action autonome, secouer, juger, inciter à la volonté sont des procédés aggravant l'état d'inhibition. Le soutien, l'attitude protectrice, le positionnement complice, au contraire, le calmeront. Ces quelques conseils d'orientation faciliteront l'ouverture d'une communication «empathique» et permettront d'aborder des questions de fond.

Deuxième application : Favoriser le mode mental d'ouverture au changement.

Face à une situation, nous avons le choix « inconscient » de recruter le mode limbique « automatique » ou d'opter pour le pré-frontal « adaptatif ».

♦ **Le mode mental limbique** est parfaitement adapté pour résoudre les problèmes simples, du domaine du connu.

Le mode limbique se reconnaît par une fermeture à la nouveauté (type routinier), la rigidité (tendance à refuser), la dichotomie (raisonne en blanc / noir, vrai / faux, juste / injuste), le dogmatisme (ce qui a déjà marché doit forcément remarcher) et l'image sociale (l'instinct grégaire).

♦ **Le mode mental pré-frontal** sera recruté face à une situation inconnue, du domaine du complexe.

Le vécu pré-frontal se caractérise par la curiosité (envie d'explorer, attirance vers la nouveauté), la fluidité des pensées, une attitude nuancée faite de subtilité, la capacité à prendre du recul, une approche rationnelle des choses privilégiant la réflexion, la sensation d'avoir sa propre opinion, non soumise à la pression du regard des autres.

Dans une situation complexe, inconnue, le recrutement du pré-frontal va générer le calme, le mieux être sans pour autant avoir LA solution dans l'immédiat. Le recrutement limbique est au contraire générateur de stress, alors qu'une multitude de « solutions » émergent, le plus souvent non satisfaisantes, parce qu'elles ne sont que des « prêts à penser » inadaptés à la situation.

Ces hypothèses de travail, confirmées par des travaux récents en imagerie cérébrale (Posner 1998, Houdé 2001), démontrent l'existence d'une bascule avant/arrière du cerveau. Lorsque l'activité cérébrale est signalée sur l'imagerie à l'avant, il s'agit du pré-frontal (non-automatique) alors que le signal arrière correspond à la localisation « limbique » (automatique).

Cette vision, sans remettre en cause la répartition des fonctions entre les parties gauches et droites du cerveau, insiste sur l'élément le plus déterminant dans la survenue du stress, la bascule avant/arrière.

La connaissance et la compréhension de l'existence de ces deux modes mentaux et de leur vocation permettent d'envisager les moyens de faire basculer le mode automatique dans le mode adaptatif afin de donner les meilleures chances à l'individu d'aborder le domaine du complexe et de l'inconnu.

En ce qui concerne nos habitudes et de nos choix alimentaires, ils sont largement ancrés dans notre cerveau limbique, engrammés par notre apprentissage alimentaire qui commence probablement *in utero* et se poursuit bébé, enfant et jusqu'à l'âge adulte. Les émotions, les affects, les sensations de plaisir et de dégoût, la signification sociale ont servi de ciment à notre « culture alimentaire». Nos tendances alimentaires sont, nous le sentons bien, largement automatisées : il n'est pas facile de consommer un aliment totalement inconnu !

Nous concevons qu'en ce qui concerne nos goûts alimentaires, c'est comme pour les couleurs, ça ne se discute pas. Très régulièrement, lorsque nous évoquons notre façon de nous alimenter, l'état d'urgence pointe son nez :

EN FUITE : « Si c'est pour se priver toute sa vie, c'est même pas la peine d'en parler... »

EN LUTTE : « Quand je mets le nez dans la boîte de chocolats, c'est toute la boîte : je me mettrais des gifles... »

EN INHIBITION DE L'ACTION : « Je ne sais pas résister à la tentation, je n'ai aucune volonté, ça finit par me déprimer... »

Nous avons pu observer en consultation que les patients à la recherche de conseils nutritionnels évoquent habituellement leur relation à l'alimentation « en état d'urgence ». Ceux qui viennent pour d'autres motifs et qui ne demandent pas de conseils sur leur alimentation manifestent pour la plupart un état d'urgence à l'évocation du sujet.

L'état d'urgence prédispose au recrutement automatique, et généralement le dialogue ne s'entame pas en toute sérénité. C'est pourquoi l'approche pédagogique en psychonutrition nous amène à DÉSURGENTISER la situation (politesse de communication) et favoriser le passage en mode pré-frontal.

Une façon simple et appropriée pour basculer en pré-frontal est d'aborder la question de manière ludique, humoristique (tout en étant très sérieux) voire farfelue. Le limbique a des difficultés à se jouer de ces nuances, il perd rapidement pied pour laisser place à la prise de recul.

Nous pouvons observer que le discours de santé publique officiel est beaucoup trop stéréotypé pour inviter l'individu au changement. Il est trop souvent coercitif (donneur de leçon, responsabilisant parfois culpabilisant) et sollicite la réflexion (le limbique n'a pas envie de se prendre la tête).

Dans sa forme traditionnelle, la recommandation a plus de chance de faire fuir l'individu, voire franchement de l'agacer. Par contre, la personne la plus sensible à ce discours sera celle qui s'implique déjà fortement dans son alimentation, parfois jusqu'à l'obsession. Certains observateurs dénoncent déjà le comportement « d'orthorexie » des individus passant leur temps à réfléchir et à ordonner leur alimentation de façon « diététiquement correcte ».

Une enquête a souligné que la motivation pour perdre du poids concernait presque 50% des personnes n'ayant aucune raison médicale pour maigrir, et seulement 50 % de celles qui en ont une. Ce paradoxe inquiète certains sociologues dénonçant une « épidémie de régimes » remplaçant « l'épidémie d'obésité ».

Troisième application : Les structures de personnalité

Pour faciliter le conseil et le changement alimentaire, la réflexion « intelligente » est donc souvent inaccessible à notre vécu automatique. Concernant notre relation à l'alimentation, toutes les tentatives de menace, de diabolisation et d'inquiétude sont contre-productives. Le recours au mode mental pré-frontal nécessite une bonne pédagogie et une capacité à l'accompagnement au changement, prenant en compte la notion de temps liée au ré apprentissage. Cependant, modifier une habitude, se transformer nécessite le déclenchement des moteurs puissants que sont les facteurs de motivation.

Frédéric Le Moullec et Jacques Fradin ont exposé dans une monographie, une vision moderne de la motivation individuelle, prenant en compte une théorie audacieuse des structures de personnalité [1]. Au cours de ce travail, ils distinguent cinq facteurs de motivations, dont deux sont indirects et trois sont directs :

1. Personnalité Plurielle et Motivations : soyez actionnaires de vos émotions !, I.M.E. Formation, janvier 2004.

Les deux facteurs indirects sont des facteurs de compensation nécessitant une intervention extérieure à l'individu :

1. Reconnaissance par l'environnement (encouragement, félicitations...)

2. Avantages matériels (salaire, prime, cadeau...)

Les trois facteurs directs, au contraire, mobilisent l'individu lui-même :

1. Le plaisir individuel qui sera recruté au sein de sa structure de personnalité et de son intelligence générale.

2. L'implication individuelle : pouvoir de décision, responsabilisation, appropriation.

3. Motivation collective, au sein de ses proches et de son environnement (information, communication).

Beaucoup d'approches en motivation s'appuient sur les deux facteurs indirects qui sont relativement instables s'ils ne sont pas activés par les trois facteurs directs. La motivation individuelle est donc animée par la structure de personnalité de l'individu qui constitue son socle stable et solide.

Les structures de personnalités selon Jacques FRADIN

Face à un évènement, certains réagissent avec anxiété, d'autres avec colère, d'autres encore se découragent alors que des individus manifestent calme et sérénité en toute occasion. Tout ceci est-il aussi mystérieux qu'on le dit ? N'existe-t-il pas des constantes dans ces comportements, que l'on appelle des invariants. Notre personnalité se crée au gré des expériences reçues depuis la naissance (peut-être avant) et jusqu'à la fin de l'adolescence. Une multitude d'apprentissages en interaction avec l'environnement va donc façonner notre personnalité. Mais comment s'impriment nos expériences ?

Pendant les trois premiers mois, nous vivons une période cruciale pour notre identité future. Cette période dite « d'empreinte » est soumise aux quatre états émotionnels « reptiliens » très puissants qui constituent la base de notre personnalité.

En effet, pendant les trois premiers mois, le nourrisson perçoit beaucoup mieux son mode intérieur que les stimulants extérieurs. Tout se passe comme si les états émotionnels qui se seront les premiers imposés, selon l'intensité, la durée et la répétition des situations vécues, construiront la trame de la structure de sa personnalité.

À la fin du premier trimestre, une sélection naturelle des neurones actifs et efficaces va procéder à une élimination de 90 % d'entre eux. On appelle ce phénomène le « darwinisme » neuronal, bien décrit par Jean-Pierre Changeux. À ce stade, notre système motivationnel est définitif, centré autour de notre structure de personnalité « primaire ».

Par la suite, nos motivations seront modulées par notre personnalité « secondaire », qui se construit après un an et jusqu'à la fin de l'adolescence, en fonction du cadre familial, social et culturel. Les deux sources de motivations (primaires et secondaires) ne sont pas du même ordre :

– Notre personnalité primaire nous prédispose à nos vocations, toutes ces choses que nous aimons faire sans effort et sans attente de résultat particulier.

– Nos motivations secondaires ne sont satisfaisantes que si le résultat est au bout, sinon elles s'épuisent : on les dit velléitaires.

Parfois notre apprentissage secondaire nous a conditionné pour valoriser certaines activités tout en dévalorisant une vocation. Libérer notre personnalité primaire avec certaines de ses motivations « éteintes » devient alors une perspective fructueuse pour parvenir à découvrir nos réelles motivations.

Jacques Fradin a décrit les quatre états émotionnels de base, donnant quatre types de personnalités précises qui vont orienter le système motivationnel de l'individu.

FUITE LUTTE INHIBITION ACTIVATION

Si l'état émotionnel dominant qui se sera programmé provoque une réponse positive d'attention de la part de l'entourage immédiat, la structuration sera « réussie ». Si au contraire, l'entourage émet une réponse négative ou d'empêchement, la structuration sera « empêchée ».

Les structures de personnalités « réussies » seront plus à l'aise, faciles dans l'action (parfois trop faciles). Les structures « empêchées » seront plus dans l'effort et dans la difficulté.

Il résulte donc huit structures de personnalité de base. Chacun d'entre nous possède en général trois ou quatre d'entre elles à des degrés différents.

STRUCTURE	PERSONNAGE	TENDANCE
Activation de l'action «Réussie»	Le sage —> «L'épicurien»	Optimisme et recul
Activation de l'action «Empêchée»	Le concepteur —> «Le novateur»	Réflexion et responsabilité
Fuite «Réussie»	Le promoteur —> «L'animateur»	Mouvement, jeu et réalité
Fuite «Empêchée»	Le gestionnaire —> «Le sécuritaire»	Anticipation et calcul
Lutte «Réussie»	Le stratège —> «Le leader»	Leadership et convivialité
Lutte «Empêchée»	Le conquérant —> «Le développeur»	Initiative et compétition
Inhibition « Réussie »	L'affectif —> «L'équipier »	Fidélité et implication
Inhibition «Empêchée»	L'altruiste —> «Le secouriste»	Solidarité et disponibilité

Ce tableau nous informe que chacune de ces huit personnalités primaires développe des qualités propres à chacune, qu'elle prédispose à des activités spontanées, des savoir-faire très particuliers permettant de s'épanouir pleinement dans la vie professionnelle et personnelle.
Les difficultés surviennent si l'on cherche à développer ou si l'on nous impose des activités à contre emploi, en quelque sorte des « erreurs de casting ».

« Les 8 scénarios structurant la personnalité de bébé dans son berceau, pendant les 3 premiers mois de sa vie... »

Proposé et exposé par J. Fradin[1].

1) Les parents sont très attentifs et anticipent avant que bébé n'exprime le moindre besoin : pour bébé, tout va bien, les problèmes se résolvent tout seuls, tout s'arrange, il suffit d'attendre...

—> « ACTIVATION RÉUSSIE ».

2) Les parents sont un peu moins attentifs, mais arrivent quand même avant que bébé ne soit vraiment gêné : pour bébé, en restant vigilant et s'en trop s'inquiéter, on obtient le bon résultat...

—> « ACTIVATION EMPÊCHÉE ».

3) Le bébé s'agite dans son berceau, sans crier ni pleurer. Les parents arrivent quand il s'agite, le mouvement a été couronné de succès : il aimera bouger, voyager, créer...

1. Cours du Diplôme Universitaire d'Alimentation Santé et Micronutrition - Dijon - Mai 2004.

—> « FUITE RÉUSSIE ».

4) Le bébé s'est agité sans crier ni pleurer, mais personne n'est venu. Il va se recroqueviller dans son berceau (un animal qui ne peut fuir se cache). Il deviendra gestionnaire, sécuritaire…

—> « FUITE EMPÊCHÉE ».

5) Le bébé s'est mis à crier. Il est en colère ; quelqu'un accourt. Il en conclut que si on ne crie pas, personne ne vient : les gens ont besoin d'être commandés pour que l'on soit obéi ; il deviendra leader, du type « tous avec moi »…

—> « LUTTE RÉUSSIE ».

6) Le bébé a crié, mais personne n'est venu ; il ne décolère pas. Il en conclut qu'on ne peut compter sur personne. Il se sent seul au monde pour faire face. Il deviendra conquérant, fonceur, du type « seul contre tous »…

—> « LUTTE EMPÊCHÉE ».

7) Le bébé pleure et se désespère. Quelqu'un arrive ; il en conclut : j'ai crié, personne n'est venu, par contre quand j'ai pleuré, on arrive. Soyons dans les sentiments pour obtenir satisfaction : il deviendra affectif, sentimental…

—> « INHIBITION RÉUSSIE ».

8) Bébé pleure, mais personne ne vient. Il déprime dans son berceau, il ne s'intéresse plus à lui ; il ne va s'intéresser qu'aux autres, mais sans résignation ; il donnera sans rien attendre en retour : ce sera un vrai altruiste…

—> « INHIBITION EMPÊCHÉE ».

Les huit structures de personnalité primaires, acquises très précocement (principalement pendant les trois premiers mois de la vie), sont les structures des motivations profondes. Ce sont elles qui vont fixer les idéaux de vie.

C'est pour cela qu'il est important d'identifier chez chacun(e), les deux ou trois structures dominantes, de les valoriser et de les développer.

C'est au sein de ces structures que les actions vont facilement procurer du plaisir, tout simplement en y pensant, avant que le résultat ne soit obtenu. Le fait qu'il y ait IDÉALISATION de la structure de personnalité primaire est une notion très importante à retenir, notamment pour mieux comprendre et aborder les structures réussies qui affrontent les difficultés «avec aisance» et considèrent «par philosophie» que les choses arrivent à qui sait attendre.

Dans le domaine de l'accompagnement alimentaire, la personnalité qui s'avère souvent «injouable» pour les régimes restrictifs, c'est l'activation réussie. Cette structure supporte très difficilement les contraintes, est attirée par le côté épicurien de la vie en général et des repas en particulier. Essayer d'imposer, de «raisonner», de faire peur aboutit fatalement à l'échec. L'activé réussi paraît facilement désinvolte, ce qui ne tarde pas à agacer le nutritionniste, d'autant plus qu'il sera lui-même en structure empêchée.

Dans le cadre de l'accompagnement au changement alimentaire, J. Fradin a proposé une grille de reconnaissance des structures de personnalité du mangeur, et des moteurs de motivation susceptibles de bien fonctionner pour chacune d'entre elles.

Cette grille a été récemment adaptée à l'enseignement du « Coaching en micronutrition ».

Exemples de structures de personnalités et de conseils nutritionnels

Prescription nutritionnelle selon la personnalité :
Une motivation pour le suivi à long terme (Jacques Fradin –Doc IME)
Coaching en micronutrition (Laurence Benedetti – Doc IEDM)

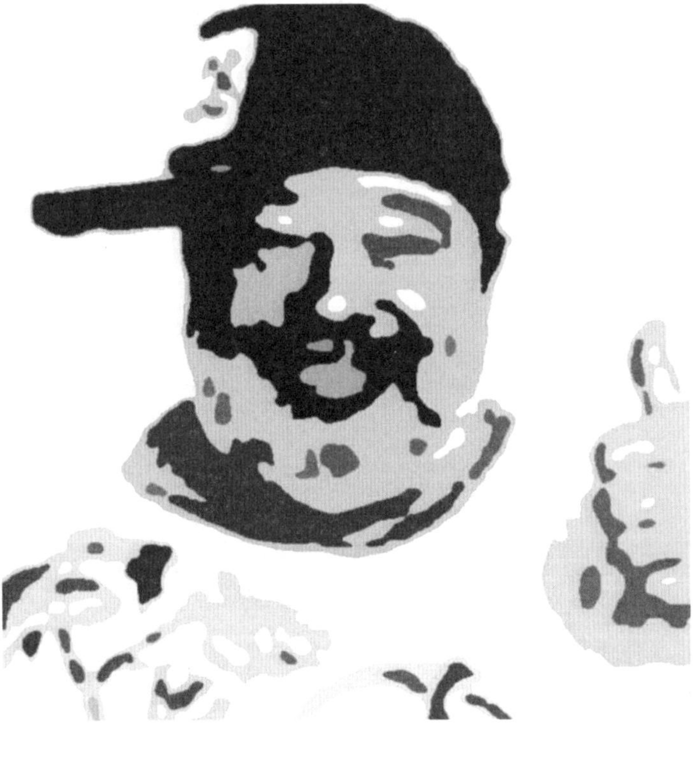

♦ Activation réussie

LES ATOUTS Épicurien, positiviste, bon vivant, très attaché aux plaisirs de la bonne chère.	STYLE ALIMENTAIRE Adepte de l'alimentation festive ; qualité, quantité, rusticité, saveurs goûteuses, plein la bouche, plats traditionnels…
LES FREINS Peu de résistance à la contrainte et à l'ascétisme, notamment dans la durée.	MOTEURS DE LA MOTIVATION S'appuyer sur sa grande capacité au plaisir (de nombreux grands cuisiniers appartiennent à cette personnalité). Or, la cuisine nouvelle peut être très diététique mais jamais sinistre. Conseiller des livres de cuisine, échanger des recettes… NE RIEN IMPOSER.

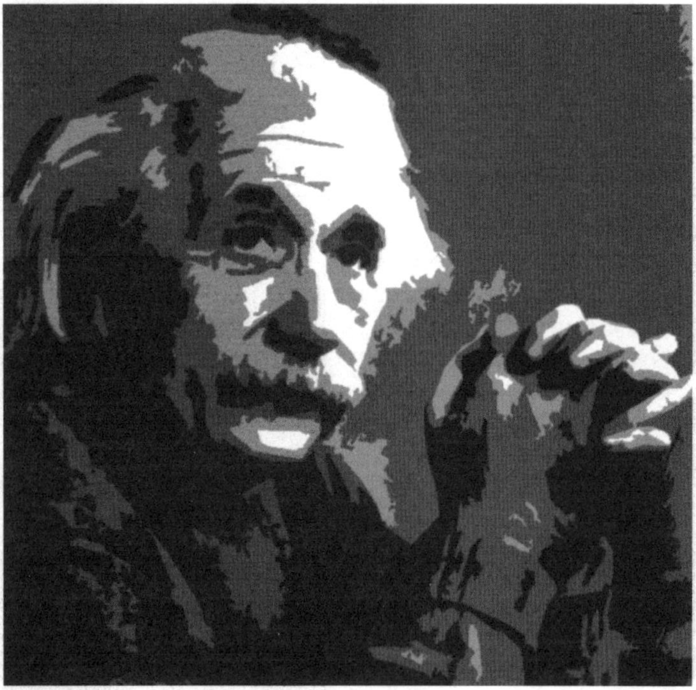

♦ Activation empêchée

LES ATOUTS Rationaliste, technophile, passionné, responsable. Aime les goûts simples.	STYLE ALIMENTAIRE Son alimentation peut être perturbée par le débordement d'activité pour ses passions. Aime les choses simples et a des goûts simples: monotonie alimentaire.
LES FREINS Débordé, peu disponible pour lui-même (entre ses passions et ses responsabilités), s'intéresse peu spontanément à son confort immédiat. Mais très persévérant si convaincu.	MOTEURS DE LA MOTIVATION Argumenter, faire exprimer les résistances (nombreuses car intellectuellement exigeant). Explications abstraites sur le pourquoi. Entrer dans les détails, au-delà de généralités. Insister sur la prévention à long terme. Peu de problème pour réaliser... sauf si la conviction est insuffisante.

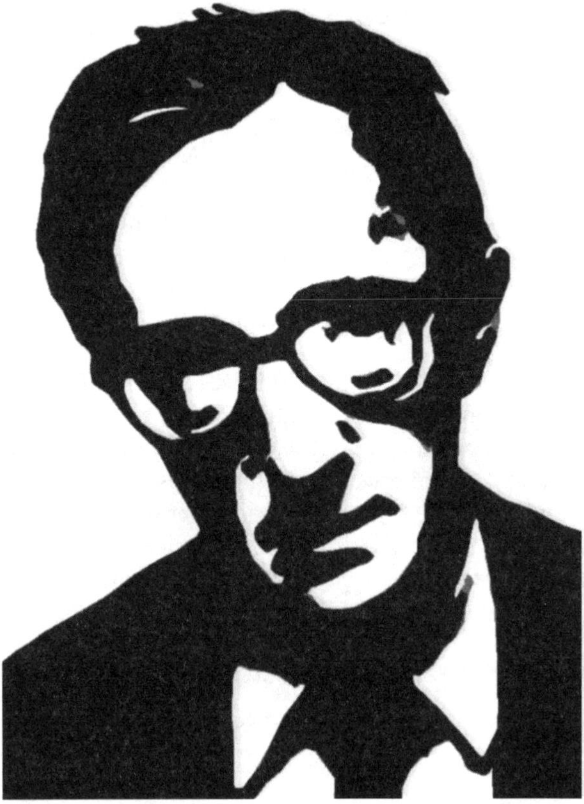

♦ Fuite réussie

LES ATOUTS Voyageur, créatif ; Passionné, ludique. LES FREINS Instable, oublieux, intolérant à la contrainte.	STYLE ALIMENTAIRE Aime les goûts et les présentations exotiques, atypiques. Apprécie le sucré, le fun, les sensations. MOTEURS DE LA MOTIVATION Jouer, batifoler, le sujet est tellement sérieux qu'on ne cesse de plaisanter, c'est sa façon de se désangoisser. Au stade pratique, utiliser des questions ouvertes, lui faire créer ses réponses, souvent un peu farfelues. Soyez patient, ça viendra dans le désordre, avec des hauts et des bas. Les petits objectifs rétractables valent mieux que trop ou pas d'objectifs. Aidez-le à en rire... pour mieux revenir à l'assaut. L'aider à se motiver, à inventer de jolis plats colorés, bariolés, bizarres.

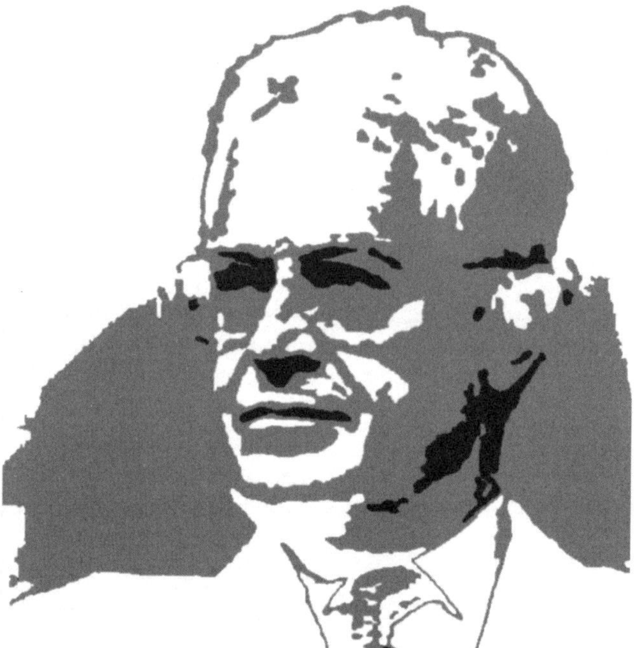

♦ Fuite empêchée

LES ATOUTS Sécuritaire, matérialiste, ordonné.	STYLE ALIMENTAIRE Aime les aliments caloriques et basiques (familiers). Apprécie les bons repas. Aime se caler, ça le rassure, sans forcément se délecter et à bon prix.
LES FREINS Déteste l'inconfort, la précarité, la maladie (il est souvent hypochondriaque), le risque, les dépenses.	MOTEURS DE LA MOTIVATION S'appuyer sur la prévention des maladies (mais attention aux excès obsessionnels). Le rassurer sur la démarche : considérer et gérer patiemment ses nombreuses questions. L'aider à s'organiser : où acheter quoi, comment préparer, comment manger au travail, en famille, chez les amis… ?

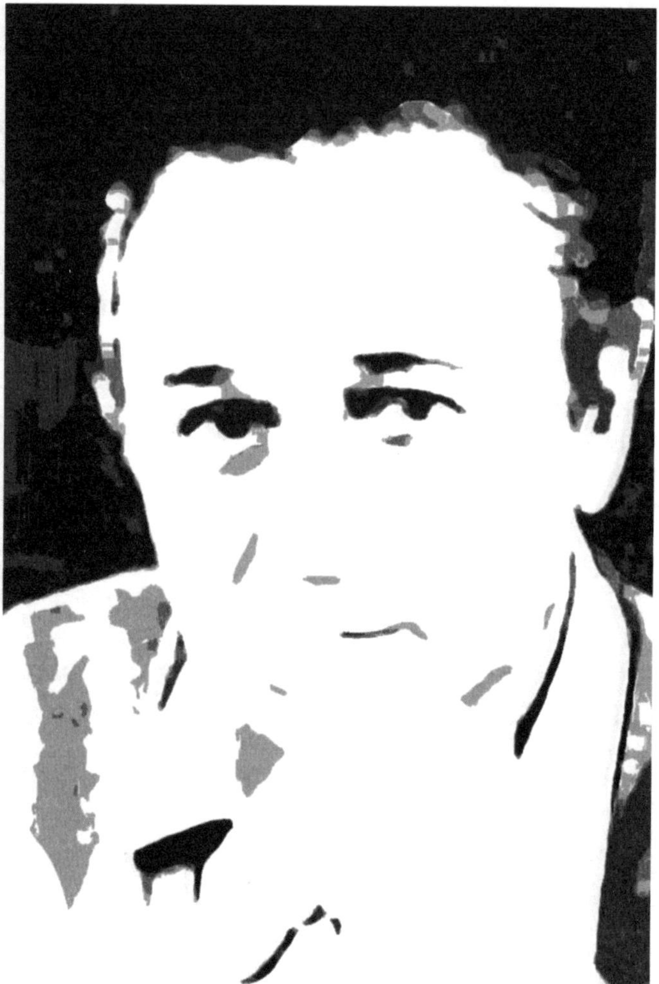

♦ Lutte réussie

LES ATOUTS Charismatique, leader, élégant, dans l'époque et la mode, aime la vie sociale voire mondaine, admire la science et l'art. Aime la cuisine raffinée, les bons vins et son rôle social. LES FREINS Déteste l'anormalité, la marginalité, les conflits.	STYLE ALIMENTAIRE Aime la cuisine raffinée, les bons vins et son rôle social. Le risque : les restaurants trop fréquents, l'alcoolisme mondain. MOTEURS DE LA MOTIVATION Jouer sur le phénomène de mode, la beauté et la forme qui viennent de l'intérieur. Lui faire sentir de façon très interactive et respectueuse que la nutrition fait partie de la modernité et de la science. Faire construire et découvrir un raffinement du repas léger, du bien-être après le repas, de la forme, le faire devenir leader en ce domaine, entraîner sa famille, ses amis. Attention : le mieux est l'ennemi du bien : il doit avancer à sa cadence, par paliers, et ne pas se sentir exclu, marginal.

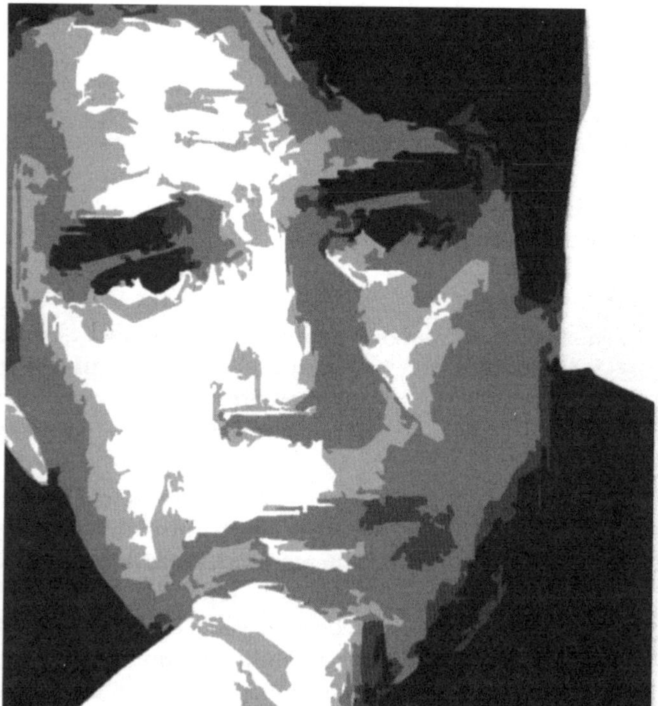

♦ La lutte empêchée

LES ATOUTS Le fonceur. Décideur qui aime savoir vite et, s'il approuve, agit. Aime les objectifs clairs et simples, mêmes exigeants.	STYLE ALIMENTAIRE Son alimentation sera, en général, moins raffinée ; c'est plutôt « steak-frites », plat du jour à la brasserie, sandwich-demi pression sur le pouce…
LES FREINS N'apprécie pas les explications longues, confuses, le style trop interactif et indirect (sensation de perte de temps).	MOTEURS DE LA MOTIVATION Démonstration logique directe et brève (du genre « voilà le problème, voilà ce qu'il faut faire, êtes-vous d'accord ? »). Cultiver l'aspect challenge mais modérer parfois les ardeurs de façon à permettre une stabilisation graduelle des résultats. Faire définir un (des) objectif(s) secondaire(s) comme remise en forme physique, sportive, performances relationnelles, sexuelles, professionnelles…

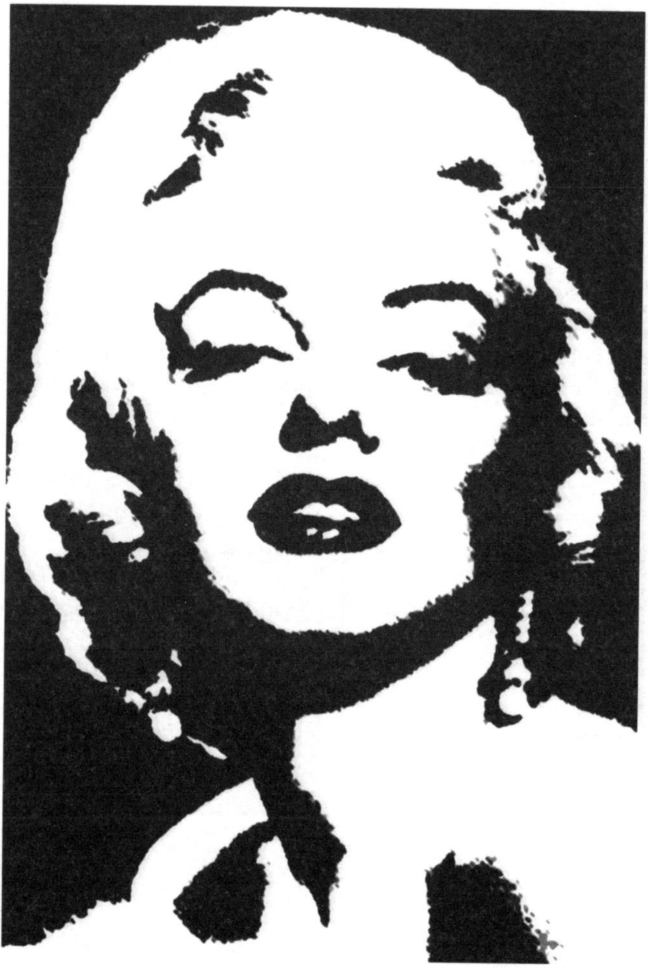

♦ Inhibition réussie

LES ATOUTS Affectif, sentimental (amour, famille, enfants), aime les encouragements.	STYLE ALIMENTAIRE Son alimentation est rythmée par l'affect, par l'ennui. Nourriture « compensation ». Apprécie la nourriture enfantine, les sucreries, les friandises, les laitages, le mou et le doux…
LES FREINS Déteste : avoir à prendre des initiatives, la solitude, l'exclusion.	MOTEURS DE LA MOTIVATION Entourer, encourager, discuter du moindre détail, accepter de revenir de nombreuses fois sur les mêmes choses (relation affective). Être joignable, surtout au début. Accepter les aléas et marches arrières. Éviter +++ le style moraliste (« un peu de courage… », « on n'a rien sans rien… ») et les reproches. Faire découvrir et cultiver de nouveaux petits plaisirs culinaires dans des nouveaux restaurants, échanger de bonnes adresses, marques, recettes.

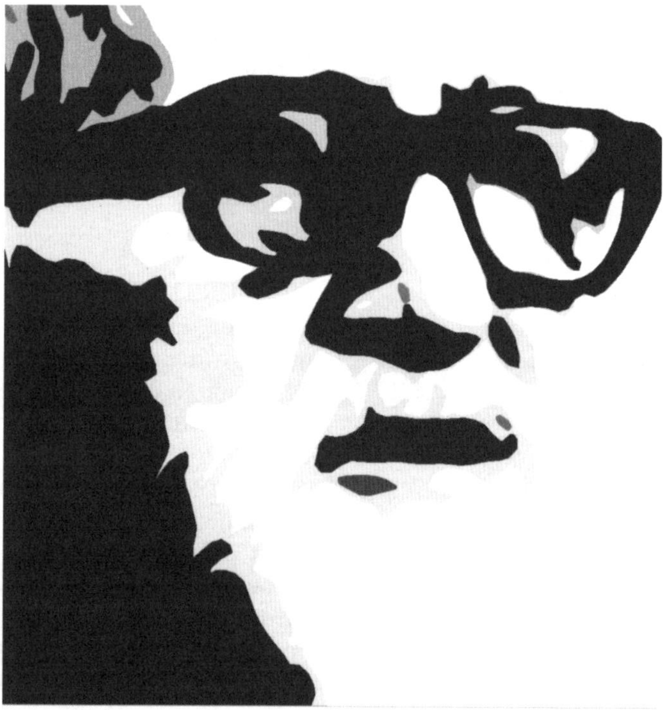

♦ Inhibition empêchée

LES ATOUTS Altruiste véritable. Ne s'intéresse qu'au bonheur des autres (ça le rend heureux, même sans attente de retour).	STYLE ALIMENTAIRE Son alimentation varie en fonction de la convivialité : monotone, s'il mange seul, riche si le contexte est favorisant.
LES FREINS Ça lui paraît totalement futile et ennuyeux de s'intéresser à soi (en général).	MOTEURS DE LA MOTIVATION Le plus difficile est de le motiver pour s'occuper de lui, pour sa santé. Ensuite de lui en faire trouver le temps (il s'occupe beaucoup des autres, les prend en charge). Le plus simple, c'est de l'impliquer à travers les autres : rester valide est utile pour aider les autres mieux et plus longtemps. Cuisiner sain est un plaisir partagé et bénéfique pour les autres aussi.

En conclusion de ce chapitre «Qui décide quand je grignote...?», il devient urgent de ne plus déconnecter l'aliment-santé de l'acte alimentaire, résultat d'une série de décisions complexes.

Ainsi les messages actuels du type «Manger TUE!» à l'instar du tabac, «l'obésité, 1ère épidémie non infectieuse de l'histoire...» nous paraissent contre productifs sur le plan pédagogique.

Les connaissances neuro-psychologiques devraient rapidement nous aider à passer du problème de la «malbouffe» à une meilleure compréhension du «mal-mangeant».

Ce que vous pouvez en attendre…

L'idée de se tourner vers notre alimentation afin d'améliorer notre état de santé repose, vous l'avez maintenant compris, sur de nombreux arguments. Au milieu du fatras de conseils et de recommandations en tous genres, il existe quelques idées claires et consensuelles mais aussi beaucoup d'imprécisions et de confusions qui vous empêchent de construire votre modèle alimentaire, celui qui vous conviendra le mieux.

L'idée majeure de la micronutrition, est de vous proposer une aide au conseil personnalisé, par l'intermédiaire d'un professionnel de la santé et ce, en toute confiance. Cela inclut le modèle alimentaire et la complémentation éventuelle, adaptés à votre cas particulier, en tenant compte de toutes les informations concernant votre état de santé.

Avant d'aborder le chapitre sur la micronutrition, nous allons synthétiser les principaux enseignements nous permettant de vous donner les grandes lignes du modèle de l'alimentation santé, applicable à tous, quel que soit votre problème.

Ce modèle que nous préconisons s'organise autour d'une pyramide pédagogique méditerranéenne, d'inspiration crétoise. Elle comprend sept clés, les premières s'avérant néanmoins plus importantes que les suivantes.

Les sept clés de la pyramide

1. La première clé (la plus importante): L'alimentation doit assurer chaque jour un apport suffisant et bien équilibré en acides gras essentiels (rapport Oméga 6/ Oméga 3 entre 3 et 5).

Vous l'obtenez sans difficulté avec 2 cuillerées à soupe du mélange d'huiles olive-colza, pour assaisonner vos crudités ou vos salades. Les huiles santé doivent être d'origine biologique et de première pression à froid.

2. La deuxième clé: Consommer chaque jour 5 à 6 portions de fruits et de légumes. Il sera important de varier au maximum la source de fruits et de légumes, en profitant notamment des fruits de saison.

3. La troisième clé: Consommer chaque jour l'équivalent de 4 produits céréaliers:

– Pour le pain, privilégier la cuisson au levain, le pain aux céréales ou complet.
– Pour les féculents, les choisir complets ou semi-complets; sinon prendre l'habitude de les mélanger avec des légumes.
– Le plus souvent, favoriser les associations céréales-légumineuses (riz-soja, couscous-pois chiches, haricots rouges-maïs).

Les céréales transformées (comme celles proposées par l'industrie agro-alimentaire pour le petit-déjeuner des enfants), ne doivent pas être considérées comme une portion de produit céréalier mais comme une friandise à consommer avec parcimonie.

4. La quatrième clé: Consommer entre 2 et 3 produits laitiers, s'ils sont correctement tolérés.

– Il sera important de privilégier les laits hautement fermentés et les fromages à pâte molle (type brebis, chèvre).
– En période de perte de poids et chez les sujets à risque cardiovasculaire, il faudra choisir les produits appauvris en matières grasses.

5. La cinquième clé: Consommer chaque jour 2 portions de protéines d'origine animale (viande, poisson, oeufs).

– En ce qui concerne les viandes, limiter les viandes rouges à 2 fois par semaine, les autres jours préférer les volailles et les viandes blanches. Eviter les cuissons agressives, notamment celles à haute température.
– En ce qui concerne les poissons, 2 portions au minimum par semaine; les poissons gras (flétan, saumon, maquereau...) doivent être favorisés, en utilisant des cuissons douces (vapeur, marinade,

papillotte) ; ne pas ajouter d'aliments acides comme le citron dans les papillottes (risque de relargage d'aluminium).

6. La sixième clé : Boire de l'eau en quantité convenable (environ 1,5l chaque jour), de préférence minérale.

Chez les personnes ne tolérant pas les produits laitiers ou certains produits céréaliers, il faudra privilégier les eaux minérales riches en calcium et en magnésium (Hépar, Tallians, Contrex...).

7. La septième clé : Consommer 1 à 2 verres de vin de qualité chaque jour.

La consommation doit être proscrite en cas de grossesse et de problème hépatique.

La réalisation de ces sept clés du modèle d'alimentation santé satisfait les grands principes suivants :

1° Une alimentation équilibrée et diversifiée.
2° Une alimentation de haute densiténutritionnelle.
3° Une alimentation bien tolérée.
4° Une alimentation satisfaisant les besoins en acides gras essentiels.
5° Une alimentation dotée d'un rapport sodium/potassium satisfaisant.
6° Une alimentation favorisant l'équilibre acido-basique.

Le dernier point méritant d'être abordé dans l'organisation pédagogique d'une alimentation santé est celui de la chronologie alimentaire. Bien que peu de preuves scientifiques puissent confirmer la supériorité d'une alimentation chronologiquement programmée dans la journée, beaucoup d'arguments plaident en faveur du respect de certaines données :

– Au petit déjeuner :

Privilégier un apport en protéines en quantité suffisante.

Repas intéressant pour l'apport en graisses (fromages).

– Au déjeuner :

Privilégier les protéines, avec les légumes et 1 portion de produits céréaliers.

– Au goûter :

Consommer des fruits, éventuellement des fruits secs (amandes, noix...).

– Au dîner :

Favoriser les apports en sucres très lents: céréales / légumineuses, féculents / légumes ...

En cas de consommation de protéines, choisir une portion de poisson..

DEUXIÈME PARTIE

LA MICRONUTRITION,

UNE VÉRITABLE RÉVOLUTION EN MÉDECINE NUTRITIONNELLE…

Le contexte

La France a fait de la nutrition l'une des priorités de sa présidence à l'Union Européenne. En 1999, la Direction générale de la Santé avait sollicité du Haut Comité de la Santé Publique (HCSP) une étude globale de la situation. Un rapport «*Pour une politique nutritionnelle de Santé Publique en France*» a été remis par la suite à la secrétaire d'État à la Santé et aux Handicapés, en juin 2000. Le Premier ministre, lors de son discours de clôture des États Généraux de l'Alimentation du 13 décembre 2000 annonce alors le lancement, en janvier 2001, d'un *Programme National Nutrition Santé* (PNNS).

Le PNNS associe l'ensemble des acteurs publics et privés impliqués dans les champs d'intervention retenus:

– recherche, formation et surveillance.
– actions de terrain, de promotion, de prévention et de soins.
– offre alimentaire, distribution et contrôle.

Le PROGRAMME NATIONAL NUTRITION-SANTÉ a pour objectif d'améliorer l'état de santé de l'ensemble de la population en agissant sur l'un de ses déterminants majeur: la nutrition. Pour parvenir à ses fins, il définit six priorités:

- INFORMER ET ORIENTER les consommateurs vers des choix alimentaires et un état nutritionnel satisfaisant.

- ÉDUQUER les jeunes et créer un environnement favorable à une consommation alimentaire et un état nutritionnel satisfaisant.

- PRÉVENIR, DÉPISTER ET PRENDRE EN CHARGE les troubles nutritionnels dans le système de soins.

- IMPLIQUER les industriels de l'agro-alimentaire et de la restauration collective ainsi que les consommateurs, au travers des associations de consommateurs et de leurs structures techniques.

- Mettre en place des SYSTÈMES DE SURVEILLANCE ALIMENTAIRE ET NUTRITIONNELLE pour la population.

- Développer la RECHERCHE en nutrition humaine: recherches épidémiologiques, comportementales et cliniques.

- Engager des MESURES ET DES ACTIONS de santé publique complémentaires, destinées à des groupes spécifiques de population.

Parmi ces six priorités, la seconde mérite toute notre attention.

En effet, les personnels de santé sont reconnus comme étant des informateurs crédibles et écoutés par la population dans le domaine de la nutrition puisqu'ils sont responsables du dépistage et de la prise en charge des pathologies. Cependant, la formation médicale hospitalo-universitaire n'a pas encore intégré la formation en nutrition dans son cursus et de plus, les diplômes universitaires de nutrition restent relativement théoriques et n'adaptent pas encore les stratégies modernes de la nutrition santé.

Les positions de principe adoptées par la nutrition officielle française, contrairement à d'autres pays, n'accordent pas à la complémentation alimentaire un intérêt suffisant pour lui faire bénéficier des crédits de recherche publique. Nous observons également qu'en France, la nutrition médicale ne s'investit pas dans la recherche clinique concernant la complémentation alimentaire.

Cette situation laisse le champs libre aux revendications «santé» des compléments alimentaires, soutenues par les arguments « marketing » de sociétés qui proposent au grand public ces produits en vente libre. Nombre de ces arguments sont critiquables d'un point de vue scientifique, ce qui n'empêche pas les produits les mieux « markettés » d'être les plus vendus.

En clair, 2 positions s'opposent sur les C.A (compléments alimentaires) ...

En France, la question de la complémentation de l'alimentation est encore abordée de manière dogmatique alors que nos amis anglo-saxons ont intégré ce geste naturel, pour être en meilleure forme et en meilleure santé. Dans notre culture, la notion d'une alimentation équilibrée et diversifiée prédomine et la prise de compléments continue à déranger.

Résumons les arguments des défenseurs de chacune de ces deux thèses :

PREMIÈRE THÈSE :
Nous avons tous besoin de compléments !

Depuis 1986, différentes études (Val de Marne, Bourgogne et plus récemment SUVIMAX) démontrent qu'à l'échelle d'une population, l'alimentation n'apporte pas les quantités suffisantes en vitamines, minéraux et oligo-éléments.
À titre d'exemple: 76% des femmes et 54% des hommes présentent un déficit en vitamines antioxydantes (vitamines C, E, B carotène), 93% des femmes en âge de procréer n'ont

pas les apports suffisants en fer, 77% des femmes et 72% des hommes ont des carences en magnésium.

Officiellement, il est considéré que ce statut déficitaire en micronutriments facilite le développement de processus pathologiques variés: la perturbation des métabolismes exposés aux agressions oxydantes accroît l'incidence de l'arthérosclérose ainsi que du cancer et affaiblit les défenses immunitaires. Ce paradoxe d'une civilisation touchée par des carences alors que l'obésité se développe s'explique par plusieurs facteurs:

– Si le surpoids augmente, cela tient surtout à la baisse importante des dépenses énergétiques accentuée par la diminution des apports alimentaires, dans le même temps. Cette réduction des apports alimentaires se fait au détriment des micronutriments, d'autant plus que les modes de transformation et de conservation des aliments modernes sont appauvrissants: on parle de « calories vides ».

– Beaucoup de personnes sujettes au surpoids se soumettent régulièrement à des régimes restrictifs qui, à la longue, entraînent des déficiences micronutritionnelles. Celles-ci sont accrues par la consommation habituelle de toxiques (tabac, alcool) ou la prise régulière de médicaments (contraceptifs...). Certaines situations sont associées à des tensions aggravantes (adolescence, grossesse, allaitement, sport intensif).

Le sujet avançant en âge est potentiellement à risque, en raison de déficiences nutritionnelles liées à la diminution des apports souvent associées à des maladies chroniques.

Deuxième thèse

Les déficits existent et il faut les compenser grâce à une alimentation équilibrée et diversifiée :

Cette thèse se résume par les conclusions des responsables de l'étude SUVIMAX. L'expérience s'est portée sur 13 000 volontaires, séparés en deux groupes.
Pendant huit ans, le premier groupe a enrichi quotidiennement son alimentation habituelle d'un comprimé associant des vitamines et des oligo-éléments anti-oxydants (vitamines E, C, béta carotène, sélénium, zinc) ; le deuxième groupe s'est vu prescrire un comprimé placébo.
Au résultat, le premier groupe a bénéficié d'une meilleure protection contre le cancer (31% du groupe anti-oxydants) grâce à ce simple comprimé vitaminé.
Conclusion de l'étude : *Les hommes devraient consommer plus de fruits et de légumes pour se protéger du cancer ! Outre le fait qu'on le savait déjà avant la publication de ce résultat, ce n'est pas du tout ce qui a été démontré.*

La révélation encourageante de cette étude, c'est la baisse significative de signes de cancer chez l'homme par la simple prise d'un anti-oxydant, très banal, en l'occurrence.
Alors, comment expliquer la frilosité de ces experts en nutrition ? À les écouter, ils sont réticents à conseiller la population française de prendre des compléments, par crainte que celle-ci ne se désintéresse d'équilibrer et de diversifier son alimentation. Cela signifierait que le citoyen est, a priori, incapable d'entendre des informations objectives, à en tirer lui-même les conclusions souhaitables et à décider en toute connaissance de cause.

À l'appui de ces précautions officielles, d'autres arguments viennent renforcer ces positions :
Toutes les études scientifiques rédigées sur le sujet ne sont pas concluantes. Certaines d'entre elles montreraient, au contraire, les effets négatifs d'une supplémentation anti-oxydante. En effet, deux d'entre elles ont démontré qu'en utilisant de fortes doses de Bcarotène, les conséquences étaient néfastes. Cependant, tous les spécialistes de la question s'accordent à dire qu'il n'a jamais été souhaitable de supplémenter avec de fortes doses sur une durée importante.

EN RÉSUMÉ :

Le débat actuel évite de poser les bonnes questions et se résume à deux positions tranchées :
- D'un côté, les promoteurs de la prise de compléments qui seraient des « citoyens éclairés », précurseurs en matière de santé, et bénéficiant déjà des avancées de la recherche la plus innovante.
- De l'autre côté, les « vrais » scientifiques, considérant « les amateurs de gélules » comme les victimes naïves et conciliantes d'un marketing effréné, sensibles à des motivations irrationnelles et en quête de jeunesse éternelle.
Deux positions inconciliables qui, en fait, ne répondent pas aux véritables questions que l'on peut se poser sur la pertinence éventuelle de compléments nutritionnels.

La micronutrition, une réponse logique…

En tant que citoyen et consommateur, vous êtes pris en otage entre deux systèmes d'influence, aux logiques et aux intérêts contradictoires :

- L'influence de la nutrition officielle, qui, drapée dans sa légitimité scientifique défend malgré tout les intérêts de l'industrie agroalimentaire qui la subventionne.
- L'influence de la publicité et du marketing des sociétés commercialisant les compléments alimentaires, aux allégations souvent excessives et au discours simplificateur.

Ces deux positions opposées tentent depuis des années de vous convaincre par différentes réponses à cette question : « Faut-il consommer des compléments, en plus de son alimentation?» Ce qui revient souvent à résumer la problématique de cette façon :

Pour les uns : «Est-il raisonnable de se gaver de pilules (comme ces vilains Américains…), au lieu de faire bien attention à équilibrer son alimentation, dans ce doux pays qu'est la France, patrie de la gastronomie et du bon goût».

Pour les autres: «Comment se priver aujourd'hui de ces produits naturels issus de notre alimentation qui nous promettent bien-être, ventre plat, minceur, forme et beauté, protection solaire et vivre mieux jusqu'à 120 ans...».

Pouvait-on accepter que le débat sur le bien manger, le mieux se complémenter, le mieux se soigner, se résume à cette caricature?

Nous avons, dans le chapitre consacré aux relations entre l'alimentation et la santé, insisté sur une notion fondamentale: nous sommes uniques par notre patrimoine génétique, qui nous prédispose à plus ou moins bien digérer, assimiler, tolérer, métaboliser nos aliments.

Cela veut dire très clairement qu'un groupe de dix personnes assises autour d'une même table et consommant exactement le même repas, ne feront pas la même utilisation des aliments au niveau de leur organisme. Pour les uns, le repas sera excessif par rapport à leurs besoins, pour les autres suffisant et pour les derniers à la limite de la frugalité.

En termes clairs, en ce qui concerne chacune et chacun d'entre vous, voilà les véritables questions à se poser :

– Est-ce que votre alimentation vous convient ?
– Quelles en sont les répercussions sur votre organisme, votre cerveau, votre vitalité, votre vivacité, votre bien-être physique et psychique, votre vulnérabilité à tomber malade, en fonction de vos fragilités ?
– Votre alimentation est-elle bien tolérée par votre organisme, et sinon, quelles en sont les conséquences sur votre santé ?
– Votre alimentation provoque-t-elle des déficiences, des carences dans votre organisme, et si oui, celles ci contribuent-elles à perturber votre santé ?

Une fois ces questions posées, il reste à résoudre deux problèmes, dans le but d'apporter des solutions pratiques :

– Comment dépister vos déficiences et vos déséquilibres éventuels ?
– Comment les corriger, en privilégiant la meilleure cohérence alimentaire pour satisfaire vos besoins, et quelle est la complémentation utile dont votre organisme pourrait bénéficier ?

La micronutrition, les principes

Depuis 1990, un groupe de médecins, de biologistes et de chercheurs ont fondé une nouvelle approche de la nutrition afin que l'ensemble de la population soit conseillé par des professionnels de la santé. Ce nouveau concept dénommé « MICRONUTRITION » a pour objet :

– De dépister le déséquilibre alimentaire et les déficits micronutritionnels de tout patient lors de la consultation.

– De les corriger, en procédant à des ajustements alimentaires et éventuellement par l'apport de complémentations alimentaires personnalisées.

Les dépistages s'appuient sur de nouveaux outils pédagogiques (questionnaires personnalisés) et, au besoin, sur des explorations biologiques, à l'aide de biomarqueurs nutritionnels. Pour effectuer les corrections nécessaires au déséquilibre alimentaire, le professionnel de la santé établira un ajustement personnalisé pour l'organisation des repas sur le modèle de la pyramide méditerranéenne d'inspiration crétoise. Ensuite, la complémentation proposée obéira à un cahier des charges garantissant la qualité et l'efficacité potentielle des produits.

Depuis dix ans, cette nouvelle approche (Alimentation, Santé, Diététique et Micronutrition) s'avère très prometteuse pour les médecins, particulièrement dans ces quatre domaines :

– La prévention des effets délétères du vieillissement.
– L'accompagnement des pathologies, en minimisant le recours aux thérapeutiques chimiques et leurs effets secondaires.
– Les troubles fonctionnels divers, motifs fréquents de consultation (fatigue traînante, troubles de l'humeur et du comportement, troubles fonctionnels digestifs, infections récidivantes, douleurs mécaniques chroniques du rachis et des articulations, aide au sevrage tabagique et à la perte de poids…).
– Enfin, toute recherche de performance (sportive, artistique, intellectuelle, professionnelle) ainsi que de mieux-être, en respectant l'écologie de l'organisme.

La micronutrition, le pourquoi ?

Dans le chapitre précédent, nous avons illustré les actions potentielles des aliments sur l'organisme, avec le schéma pédagogique des quatre maillons faibles.

Utilisons le schéma présenté ci-dessous, pour mieux comprendre les impacts les plus significatifs de la micronutrition sur l'organisme :

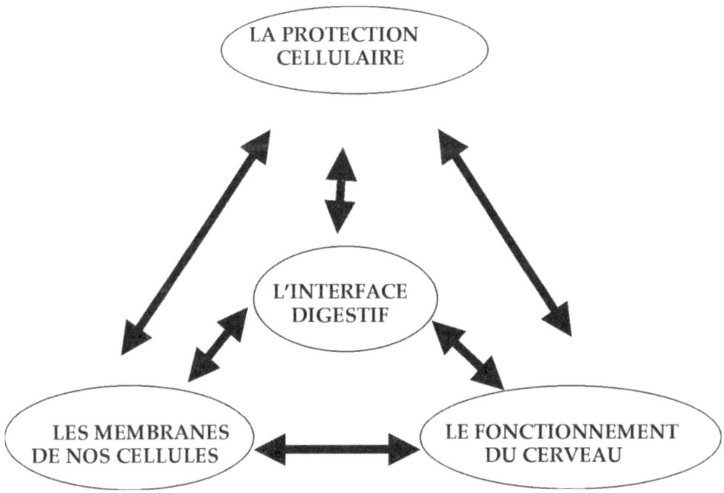

L'INTERFACE DIGESTIF, un pilier incontournable pour la santé...

Nous avons abordé la notion d'écosystème intestinal, et l'importance du maintien de son équilibre. Mais qu'entendons-nous par écosystème intestinal ?

En fait, notre système digestif n'est pas seulement l'organe par lequel transite notre alimentation quotidienne. C'est aussi un véritable théâtre d'opérations qui permet à notre organisme :

– de se défendre des agressions microbiennes,
– d'assimiler les micronutriments indispensables à son bon fonctionnement,
– d'éliminer les produits toxiques,
– de participer à la fabrication de certains éléments vitaux.

Le fonctionnement de notre système digestif résulte de rapports harmonieux entre les trois éléments qui constituent ce que l'on appelle l'écosystème intestinal :

– L'immunité digestive, située dans l'épaisseur de la paroi du tube digestif,
– La muqueuse qui recouvre l'intérieur du tube digestif,
– La flore intestinale, constituée de cent mille milliards de bactéries.

De l'équilibre entre ces trois éléments en interaction permanente, dépend un état de santé optimal. Le stress mal géré, une alimentation déséquilibrée ou mal tolérée, une infection digestive, une motricité ralentie tout comme certains médicaments peuvent perturber notre écosystème intestinal.

Flore intestinale : attention, fragile !

Notre tube digestif héberge environ 100.000 milliards de bactéries, c'est-à-dire dix fois plus de cellules que dans tout l'organisme. Elles ont pour mission :
– d'assurer la digestion dans le côlon des aliments non transformés dans l'intestin grêle,
– de protéger l'organisme des souches pathogènes en les empêchant de se fixer sur la muqueuse, c'est « l'effet barrière »,
– d'avoir des effets positifs sur le système immunitaire et sur toutes les muqueuses : action de défense contre les « mauvaises » bactéries, et action de tolérance sur les aliments et sur les « bonnes » bactéries de la flore.

La flore, dans certaines situations peut se déséquilibrer et perdre une partie de ses propriétés.
Les causes les plus fréquentes d'un déséquilibre sont les antibiotiques, les allergies ou intolérances alimentaires, un changement d'alimentation, le stress.
Le déséquilibre de la flore intestinale a pour conséquences d'agresser la muqueuse de l'intestin et de provoquer une augmentation de la perméabilité. Le grêle devenu « poreux » laisse passer des substances indésirables dans l'organisme (protéines, débris microbiens) et paradoxalement, inhibe l'assimilation des micronutriments.

L'organisme tente d'éliminer les substances indésirables, ce qui peut provoquer des perturbations (diarrhées, infections chroniques, acné...) et les éléments non éliminés peuvent également mettre en souffrance certains tissus (muscles, tendons, articulations, nerfs, vaisseaux) entraînant douleurs, migraines ou troubles de l'humeur...

Devant les symptômes d'un déséquilibre de la flore, les stratégies de prise en charge en micronutrition se sont révélé extrêmement intéressantes. Le conseil alimentaire est particulièrement attentif aux choix spontanés de ses patients, afin d'élaborer un programme composé d'aliments bien diversifiés et parfaitement tolérés.

L'utilisation des laits fermentés très concentrés en probiotiques sera, en l'occurrence, un bonne alternative aux produits laitiers liquides pour ceux qui ne tolèrent pas bien le lactose. Enfin, la complémentation à visée digestive insiste sur la restauration de l'équilibre de la flore intestinale, au moyen des « probiotiques » correctement choisis.

♦ La PROTECTION CELLULAIRE, une garantie contre le vieillissement…

Rappelons brièvement que l'ensemble des cellules de l'organisme est soumis à une agression permanente, provenant de l'environnement (pollution, tabac, alcool, ultra-violets…), mais aussi de l'intérieur de l'organisme:fièvre, infections ou inflammations.

En vedette, les radicaux libres dont la production en excès est susceptible d'attaquer les liaisons fragiles au sein des molécules.

La cellule subit également des agressions d'une ampleur beaucoup plus violente, susceptibles quant à elles, de dénaturer des molécules entières, en particulier les protéines de la cellule, et d'altérer ainsi gravement ses fonctions.

Parmi les agents agresseurs identifiés, méfions-nous donc des chocs thermiques, des U.V, d'une production exagérée de R.L non neutralisés, et de toutes les inflammations et les infections aiguës.

Pour se défendre, la cellule a peu de moyens à sa disposition, mais ces deux-là sont aussi efficaces qu'indispensables:

1. La défense antiradicalaire, constituée par deux lignes de défense:

    a. Des enzymes comme la SOD (Superoxyde dismutase) ou la GPX (Glutathion Peroxydase) qui désactivent les radicaux libres, associées à leur cofacteur respectif (zinc, cuivre, sélénium),
    b. Les piégeurs de radicaux libres, que l'on retrouve dans l'alimentation: flavonoïdes et vitamines antioxydantes (vit E, C, bétacarotène).

2. Le deuxième moyen de défense sollicité à chaque fois qu'une protéine est altérée : le système des protéines de stress.

Ces protéines de stress ou H.S.P (Heat Shock Protein) sont regroupées en familles nomenclaturées selon leur poids moléculaire : les protéines les plus importantes étant les HSP27, les HSP60, les HSP70.

Elles se comportent comme des chaperons, et travaillent à la fois à la réparation des protéines endommagées, et à l'élimination des protéines irréparables.

Elles interviennent dans de nombreux processus physiologiques et physiopathologiques comme l'infection, l'inflammation ou le cancer.

Deux éléments importants :

– Suite à une agression, il existe un délai d'apparition des protéines de stress, le temps de leur synthèse, et ce temps diffère selon les individus.

– L'intensité de la réponse diminue avec l'âge, et selon les personnes également.

Il existe donc des faibles sécréteurs de HSP, et des répondeurs lents.

Les individus concernés présenteront une plus grande vulnérabilité aux infections, récupèreront plus difficilement après un effort violent ou vont moins bien cicatriser après un traumatisme ou une opération chirurgicale. Pour ces raisons, amplifier la réponse HSP et raccourcir les délais d'apparition devient un enjeu majeur pour que la cellule se défende plus rapidement et plus efficacement.

Une protection cellulaire insuffisante ouvre la porte au vieillissement prématuré, que l'on peut observer par l'apparition précoce de rides, de taches foncées, en particulier au niveau des mains. Il participe également au développement de l'ensemble des maladies dégénératives comme l'arthrose, l'ostéoporose, la cataracte, la dégénérescence maculaire liée à l'âge (affection oculaire entraînant la cécité) et les maladies neurodégénératives, comme la maladie d'Alzheimer.

L'oxydation de l'organisme, liée à une protection cellulaire insuffisante, est également fortement impliquée dans les maladies athéro-thrombotiques (à l'origine des accidents cardio-vasculaires), les cancers et les complications du diabète. C'est dire si le dépistage de ces situations est indispensable afin de préconiser un complément protecteur cellulaire.

La recherche en micronutrition a mis en évidence l'intérêt de certaines substances alimentaires présentant des propriétés de modulation des protéines de stress. La solution la plus satisfaisante est d'associer au sein d'un même complément protecteur cellulaire, des ingrédients naturels à propriété antiradicalaire prouvée, à d'autres ingrédients modulateurs de protéines de stress.

♦ Les MEMBRANES DE NOS CELLULES, bien équipées par les acides gras « santé »...

Les acides gras appartiennent à quatre familles :

– Les acides gras saturés,
– Les acides gras mono-insaturés (contrairement aux précédents, dans leur formule chimique, ils présentent une double liaison),
– Les acides gras poly-insaturés (A.G.P.I) qui présentent au moins deux doubles liaisons :
On distingue les A.G.P.I oméga 6 (la 1ère double liaison se situe sur le 6ème carbone) et les oméga 3 (la 1ère double liaison se situe sur le 3ème carbone).

En fonction de leur longueur, du nombre de doubles liaisons et de leur position, les propriétés de l'acide gras sont totalement différentes.

Un acide gras saturé (pas de double liaison) est une molécule rectiligne. Au contraire, un A.G.P.I présente une angulation à chaque double liaison, et présentera une forme en courbe, occupant ainsi plus de place dans l'espace. Ainsi, dans une membrane cellulaire, trop d'acides gras saturés entraînent une rigidité, ce qui ne facilitera pas les fonctions de la cellule.

Au contraire un équipement suffisant et bien équilibré en AGPI, permet une bonne « fluidité membranaire », ce qui facilite la fonction cellulaire.

On ne considère plus aujourd'hui qu'il existe des «bons» et des «mauvais» acides gras. Ils ont tous une grande importance pour la santé, même les saturés. C'est l'excès d'une famille, l'insuffisance ou le déséquilibre qui sont susceptibles de provoquer un effet néfaste.

Les AGPI sont indispensables à la vie cellulaire

Les acides gras essentiels (ou acides gras poly-insaturés) interviennent à trois niveaux de la vie cellulaire :

1. Ce sont des constituants importants des phospholipides des membranes cellulaires. Les AGPI prennent plus de place que les acides gras saturés au sein de la membrane, et de ce fait, assurent une plus grande souplesse à celle-ci. Ainsi, déformation cellulaire et fonctionnalité des récepteurs sont possibles.

2. Ce sont des précurseurs de médiateurs chimiques jouant un rôle important dans l'inflammation, l'agrégation plaquettaire, l'immunité et l'allergie. On les appelle les eicosanoïdes (prostaglandines, thromboxanes, leucotriènes).

3. Enfin, les AGPI sont des modulateurs de l'expression des gènes de la cellule. Les AGPI influent notamment sur les gènes responsables de la lipogénèse et de l'oxydation des acides gras.

Parmi les AGPI, les deux chefs de file des oméga 6 (acide linoléique) et des oméga 3 (acide alpha linolénique) sont indispensables: l'organisme ne sait pas les fabriquer. L'alimentation étant le seul moyen de nous les apporter, l'apport nutritionnel le plus significatif concerne les huiles d'assaisonnement.

a) Ce que l'on appelle le bon rapport Oméga 3/ Oméga 6

Depuis 30 ans, l'évolution des connaissances concernant les AGPI a permis d'affiner le rapport idéal entre les oméga 3 et les oméga 6 dans l'alimentation quotidienne.

Ce rapport ne concerne que les précurseurs: l'acide α linolénique pour les oméga 3, et l'acide linoléique pour les oméga 6.

Pendant longtemps, les recommandations ont été de 1/30 en France et en 1992, elles sont passées de 1/10. Le flou des conseils nutritionnels n'a pas fait évoluer la situation puisqu'aujourd'hui encore, le rapport oméga 3/oméga 6 de la population française tourne en moyenne autour de 1/15 (voir chapitre 1).

Le rapport idéal recommandé en 2001 est de 1/5 : ce qui correspond à la consommation quotidienne de 2 cuillerées à soupe du mélange colza-olive (40%-60%).

Pourtant, les premières conclusions du Pr Serge Renaud datent de 1994: les patients bénéficiant d'un apport suffisant en oméga 3 et d'un rapport oméga 3/oméga 6 entre 1/3 à 1/5, sont beaucoup mieux protégés sur le plan cardio-vasculaire. L'ensemble des travaux réalisés depuis sur cette question démontre que cette recommandation est l'un des éléments favorables à la santé le plus important à préconiser en conseil alimentaire.

b) Que peut-on attendre des compléments en huiles, riches en AGPI ?

Les oméga 3 ont fait l'objet d'une très forte médiatisation à l'automne 2003 sous l'impulsion du livre écrit par David Servan-Schreiber, *Guérir*[1], nouvelle bible pour le bien soigner. Dans son ouvrage, l'auteur positionne les oméga 3 comme un remède révolutionnaire dans le domaine de la dépression.

Notre point de vue en micronutrition est sensiblement différent: nous pensons que la révolution des oméga 3 et, en particulier, de l'acide α linolénique

1. Aux éditions Robert Laffont.

s'est annoncée par les travaux du Pr Renaud dont le véritable travail scientifique a démontré l'importance vitale dans la prévention des récidives d'accidents cardio-vasculaires.

En ce qui concerne les quelques études scientifiques réalisées sur l'intérêt des oméga 3 dans le domaine de la dépression ainsi que les effets potentiels des AGPI sur les troubles de l'humeur, elles sont insuffisantes et prêtent à discussion :

– Les études ont été réalisées avec de fortes doses d'oméga 3 (de 4 grammes jusqu'à 10 grammes par jour), certaines bénéficiaient même de l'association avec des antidépresseurs.

– Seulement deux études réalisées avec des doses de 1 gramme par jour ont montré des améliorations sensibles.

Or, la supplémentation en oméga 3 à de telles doses (plus de 2 grammes par jour), prédispose à un risque hémorragique non négligeable et à un stress oxydatif (les A.G.P.I sont très fragiles au niveau des double liaisons). De plus, des risques d'inflammation vasculaire sont signalés chez les personnes âgées lorsque la dose est supérieure à 2,4 grammes par jour.

Enfin, pour éviter l'absorption d'un trop grand nombre de gélules par jour (1 gélule d'huile de poisson naturelle contenant 30% d'oméga 3, il faut

14 gélules de 500 mg d'huile de poisson pour apporter 2 grammes d'oméga 3), les fabricants ont commercialisé des esters éthyliques d'oméga 3, une forme chimiquement transformée. Nous ne connaissons actuellement ni leur assimilation digestive ni les effets potentiellement délétères de ces formes ni la légalité administrative de ces présentations. L'utilisation d'esters éthyliques d'oméga 3 à forte dose correspond à un raisonnement pharmacologique, et non à un raisonnement nutritionnel.

Le problème à résoudre est de savoir si ce type de prescription est plus efficace et présente moins d'effets secondaires que la prescription d'antidépresseurs modernes. Ceci n'est pas prouvé à l'heure actuelle !

Pour toutes ces raisons, il nous paraît prématuré de proposer de fortes doses d'oméga 3, en particulier sur de longues durées, sans aucune surveillance médicale. De plus, la carence en oméga 3 ne constitue pas le seul facteur nutritionnel en cause dans les troubles de l'humeur et les proposer systématiquement comme un remède à ce type de problème ne paraît pas être nutritionnellement cohérent.

Cependant, la suspicion d'une déficience en AGPI ouvre de nombreuses perspectives en complémentation :

La « mode » des oméga 3 ne doit certainement pas occulter les grandes vertus des huiles riches en AGPI. Parmi toutes les situations susceptibles de bénéficier d'un apport complémentaire en AGPI, nous avons sélectionné :

Les huiles riches en acide γ linolénique (G.L.A : Oméga 6) :
– Problèmes cutanés (peau sèche) : huile de bourrache.
– Problèmes congestifs (œdème circulatoire, syndrome pré-menstruel) : huile d'onagre.

Les huiles riches en acide α linolénique (Oméga 3) :
– Prévention cardio-vasculaire: huile de caméline.

Les huiles riches en E.P.A (Oméga 3) :
– Prévention cardio-vasculaire : huile de poisson des mers froides.
– Adiposité abdominale, surpoids, diabète de type II.
– Dépression fonctionnelle.

Les huiles riches en D.H.A (Oméga 3) :
– Prévention de la dépression post-partum.
– Problèmes visuels, auditifs, neuro-dégénératifs.

Les huiles riches en Oméga 3 et en vitamine D:
– Problèmes infectieux du sujet âgé : huile de foie de morue.
– Problèmes infectieux de l'enfant et de l'adolescent.

L'association d'huiles riches en Oméga 6 et en Oméga 3 :
– Hypertension artérielle: association capelan-bourrache.
– Situations inflammatoires.
– Déficits d'apports en A.G.P.I, régimes restrictifs.

Au vu de la diversité des huiles riches en A.G.P.I, les réduire aux problèmes de l'humeur serait se priver d'une grande partie de leurs vertus ! La grande difficulté dans le domaine de la complémentation en A.G.P.I réside en fait dans l'appréciation des apports et des véritables besoins individuels. Les A.G.P.I sont des éléments nutritionnels précieux, à ne pas galvauder. Les consommations sans précaution, à des doses excessives, pendant des délais trop longs ne sont pas conseillées en micronutrition.

♦ **LE BON FONCTIONNEMENT DU CERVEAU dépend des apports nutritionnels...**

Nous avons constaté que le fonctionnement de notre cerveau dépendait d'une chimie extrêmement complexe, dont les neurosciences nous ont livré quelques secrets. Les neuromédiateurs figurent parmi les molécules les mieux étudiées; ce sont eux qui ont permis la mise au point des antidépresseurs modernes, comme le célèbre Prozac*.

Ce qui est moins connu, passablement oublié par la plupart des neuropsychiatres et des psychothérapeutes, c'est l'importance des apports nutritionnels pour satisfaire les besoins en précurseurs des neuromédiateurs.

> *Parmi l'ensemble des neuromédiateurs présents dans le cerveau, trois d'entre eux ont une importance majeure dans la gestion de notre comportement et de nos actions, de nos humeurs et enfin, de notre fonctionnement cognitif, c'est à dire de notre aptitude à penser.*
> Il s'agit de la dopamine (DA), de la noradrénaline (NA) et de la sérotonine (SER).

La dopamine et la noradrénaline sont fabriqués dans le cerveau à partir d'un acide aminé, la tyrosine, présent dans les protéines d'origine animale. La tyrosine, pour être transformée en DA puis en NA, nécessite un apport suffisant en fer, vitamine C, vitamine B6 et en cuivre. Pour être mise en réserve dans les vésicules au sein des neurones, le magnésium est indispensable. Enfin, la *transmission des neuromédiateurs entre les neurones nécessite un bon équipement des membranes neuronales en A.G.P.I.*

Le D.H.A (Oméga 3) joue également un rôle important pour mobiliser la dopamine.

De son côté, la sérotonine est issue de la transformation dans le cerveau d'un autre acide aminé, le tryptophane. On le trouve également dans les protéines alimentaires mais dans une proportion très faible. Plusieurs situations sont en mesure de nous priver d'un apport suffisant en tryptophane :

– Un trouble du transit, en particulier la constipation.
– Une consommation régulière de médicaments ou de contraceptifs : la tryptophane se convertit en vitamine PP nécessaire à la détoxication hépatique des médicaments.
– Une consommation trop importante en protéines d'origine animale et une insuffisance en protéines d'origine végétale.
– Une privation excessive et prolongée en sucres.
– Un régime restrictif (inférieur à 1200 calories) prolongé et/ou répété.

Le tryptophane a également besoin de fer et de vitamine B6 pour être transformé en sérotonine.
L'apport en AGPI est tout aussi important pour le bon fonctionnement des neurones en sérotonine.

À quoi servent nos neuromédiateurs ?

On peut schématiquement attribuer aux deux premières (la DA et la NA) un rôle plutôt « activateur » sur nos comportements, nos émotions et nos pensées et à la SER, un rôle plutôt « freinant ».

Cette vision est, bien entendu, un peu trop réductrice. Nous allons donc observer les rôles et les fonctions de chacun de ces neuromédiateurs sur ces trois aspects comportement, humeur et pensée.

Les effets sur l'action et sur le comportement

Toute action, pour se réaliser, s'élabore en trois temps: l'initiation, le déroulement ou amplification et la fin. Chacune des structures cérébrales responsables de ces trois phases fait intervenir de façon préférentielle un type précis de neuro médiateur.

- La dopamine, c'est le starter…

L'initiation de l'action est sous la dépendance de la DA. Elle permet l'élaboration d'un projet ou d'un objectif, c'est le premier temps de toute action. La libération de celle-ci enclenche les processus de recherche et d'exploration de la nouveauté. Cette fonction se repère tout particulièrement chez le nourrisson et l'enfant chez qui les taux de production de la DA sont particulièrement élevés. Le démarrage, la fluidité ainsi que la coordination des mouvements en dépendent eux aussi. Ainsi, dans une affection touchant la libération de la DA comme la maladie de Parkinson, ces fonctions motrices sont altérées.

- La noradrénaline, c'est l'accélérateur…

L'amplification de l'action dépend de la NA. Une fois initiée et mise en route, une action ne peut être menée à son terme que s'il existe un phénomène d'amplification et de pérennisation de celle-ci. Les voies de l'amplification de l'action ont été bien explorées par Henri LABORIT : Elles sont intimement liées aux circuits du « plaisir ». En effet, une action ou un comportement générant du plaisir bénéficiera d'un effet amplificateur permettant de continuer et de mener à terme un projet.

La mise en place des circuits NA de l'activation de l'action et du plaisir se fait très tôt dans le développement et l'apprentissage du nourrisson. Plaisir, faire plaisir, reconnaissance et amplification de l'action sont donc des processus intimement liés et sous la dépendance de la NA. Pour certains auteurs, ces circuits sont également nommés les voies de la recherche de la récompense. Chez l'animal, l'inhibition ou le blocage des voies NA aboutissent à une perte de la recherche de la récompense et de ce fait, à une perte des capacités d'apprentissage.

- La sérotonine, c'est le frein…

Toute action entreprise doit pouvoir être arrêtée : c'est le rôle des circuits de l'inhibition de l'action qui mettent un terme au processus moteur, par l'intermédiaire des voies de la sérotonine. De même que les voies NA étaient liées aux circuits du plaisir, les voies de la sérotonine sont liées aux circuits d'évitement, de la punition et de la douleur. Si une action entreprise génère un inconfort, une douleur ou par le biais de l'apprentissage une crainte de la punition, les voies sérotonine vont s'activer pour inhiber cette action et ainsi « éviter la souffrance ».

Les effets sur l'humeur

- La dopamine, c'est la motivation pour apprendre…

La DA permet la découverte et l'exploration de la nouveauté. Elle est étroitement corrélée aux facultés d'entreprendre, à l'ouverture sur le monde et à la motivation. Une baisse d'activité DA se traduira par une difficulté à l'exploration, à de l'indifférence, un manque d'initiative et un repli sur soi. Elle est très souvent associée à un sentiment de tristesse et d'asthénie psychique.

- La Noradrénaline, c'est le bien-être par le plaisir…

La NA permet la recherche de la récompense mais intervient aussi au sein des voies du plaisir. Cette faculté semble se mettre en place aux stades précoces de la relation mère-enfant.

Elle permet la relation à l'autre, une évaluation de l'estime de soi, une recherche de la récompense adaptée et la joie de vivre. Une baisse de l'activité NA s'accompagnera d'une perte de la capacité à se faire plaisir, à prendre soin de soi, mais aussi à apprécier la vie quotidienne. La perte des capacités à la relation et au plaisir conduit au retrait social, à l'indifférence affective, à la tristesse et à la douleur morale.

- La sérotonine, c'est l'hormone de la sérénité...

La sérotonine, quant à elle, gouverne plusieurs aspects de la personnalité sur le plan de l'humeur. On peut schématiquement les résumer en quatre points :

L'agressivité :

Les pulsions agressives sont tout à fait normales et physiologiques. Toutefois, leur contrôle garantit le bon équilibre affectif. La sérotonine permet ce contrôle des pulsions agressives. Une diminution de la fonction sérotonine se manifeste très fréquemment par des troubles de l'humeur allant de la simple irritabilité périodique et passagère (prémenstruelle) aux colères fréquentes, au tempérament agressif, voire aux grands passages à l'acte dangereux pour les autres ou pour soi-même.

La primarité :

La prise de recul face aux évènements est tributaire du taux de sérotonine. Celle-ci favorise la mise en place de stratégies plus élaborées. Une diminution se manifeste par un comportement impulsif et impatient.

L'intolérance à la frustration :

Le contrôle des pulsions se traduit entre autre, par la capacité à supporter une frustration. À des degrés divers, la baisse de la sérotonine se traduira par une incapacité à tolérer ce « manque» sur différents plans. En général, les frustrations les plus mal tolérées donneront lieu à des comportements addictifs dans des domaines tels que la sexualité, l'alcoolo dépendance, l'appétence au sucré, les jeux, les sports violents...

> *L'appétence au sucré est un signe fréquemment retrouvé dans les déficits fonctionnels en sérotonine. Il s'agirait d'un mécanisme régulateur et d'automédication.*

Le tableau clinique est très spécifique: appétence incontrôlable pour certains aliments dits « sucrés »: sucreries certes, mais aussi sucres cachés, pain blanc, gâteaux, pain et fromages, chocolat, alcools et apéritifs...

Cette compulsion se manifeste volontiers entre 17 et 22 heures, s'accompagne rapidement d'un sentiment de détente et de mieux être et déclenche un comportement agressif en cas de frustration.

L'humeur dépressive:

Un taux faible se traduira par une baisse de l'humeur, un état dépressif mais il est toujours accompagné du cortège de troubles type irritabilité et compulsion. Ce sont les anciennes « dépressions hostiles », bien différentes des états dépressifs liés au manque de dopamine.

Les effets sur les pensées

- La dopamine, c'est la création...

La DA va jouer un rôle majeur dans l'élaboration de la pensée. Elle intervient sur l'attention, l'élaboration d'un projet ainsi que sa mise en route. C'est aussi la DA qui nous permet d'avoir une activité mentale coordonnée et imaginative, tournée vers le futur et vers les concepts nouveaux.

Une baisse de cette activité DA va se manifester par des troubles de l'attention, des pertes de mémoire, une baisse des capacités créatrices, un manque de cohérence et une difficulté à formaliser sa pensée et à élaborer de nouveaux projets.

- La noradrénaline, c'est l'apprentissage dans le plaisir affectif...

La NA intervient de façon préférentielle dans les processus d'apprentissage et de mémoire, aidée en cela par l'acétylcholine. La mémoire et l'apprentissage sont très liés à l'implication affective. Nous retenons et mémorisons mieux ce qui nous tient à cœur ou ce qui est lié à un événement affectif intense. C'est la NA qui donne cette «couleur» et cette «tonalité» aux processus de l'apprentissage.

Un grand nombre de difficultés scolaires des enfants ou adolescents peut être lié à une baisse de l'activité NA, avec diminution de la motivation.

- La sérotonine met de l'ordre dans les pensées...

La sérotonine intervient de façon nette dans l'ensemble des processus de pensée. Un déficit entraîne une baisse des compétences cognitives, le plus souvent liée à des troubles du sommeil caractéristiques, associant ou alternant les difficultés d'endormissement ou des réveils vers 3 ou 4 heures avec un retour à l'endormissement problématique.

Les déficits fonctionnels de NOS NEUROMÉDIATEURS *s'évaluent avec un simple questionnaire...*

L'un des travaux pédagogiques les plus intéressants réalisé en micronutrition a été l'élaboration du questionnaire fonctionnel des neuromédiateurs. Ce questionnaire (Questionnaire D.N.S) qui fait partie intégrante des outils de dépistage de déficits nutritionnels permet, d'un simple coup d'œil, de repérer chez une personne stressée, l'endroit de la panne sur le plan nutritionnel.

Les complémentations en micropeptides, riches en tryptophane ou en tyrosine selon les besoins, nous apportent des satisfactions constantes depuis plusieurs années. Le conseil diététique d'un nouveau produit contenant une sélection de protéines très riche en tryptophane a démontré des effets significatifs chez cinq cent patientes présentant des troubles de l'humeur en relation avec un déficit fonctionnel en sérotonine.

La micronutrition, le comment ?

La consultation en diététique et en micro-nutrition a bénéficié des travaux pédagogiques des médecins experts de l'Institut Européen de Diététique et de Micronutrition. Ceux-ci ont participé à l'élaboration des outils de dépistage des déficits micronutritionnels ainsi qu'aux questionnaires alimentaires. Parallèlement, les travaux réalisés en biologie nutritionnelle par le Dr André BURCKEL, enseignés dans le cadre des formations de l'association médicale MEDIPREVENT, ont contribué à enrichir les outils fonctionnels d'une approche biologique innovante.

Nous allons vous présenter d'une part, les principaux outils fonctionnels utilisés en consultation, et d'autre part, certains examens biologiques que nous pouvons utiliser pour affiner les diagnostics nutritionnels.

Les outils fonctionnels

Avant d'exposer les trois principaux outils fonctionnels utilisés en consultation de micro-nutrition, il est utile de savoir que les études épidémiologiques ont désigné un certain nombre de populations considérées à risques de déficits micronutritionnels. L'appartenance à une de ces populations incite à faire plus attention, sans pour autant considérer qu'il s'agisse d'une certitude. *A contrario,* la non appartenance à une population à risque n'élimine pas la possibilité pour un individu de présenter un déficit : c'est tout simplement moins probable.

♦ Les groupes à risques de déficits

Femmes : vitamines B6, B9, fer, magnésium, calcium.

Femmes enceintes : vit B6, B9, fer, magnésium, zinc, calcium.

Enfants et adolescents : vit B + D, calcium, fer.

Personnes âgées : vit A, D, E, C, B1, B2, B6, B9, bêta-carotène, magnésium, zinc, cuivre.

Sportifs : vit C, B1, B6, PP, E, bêta-carotène, magnésium, zinc, cuivre.

Sujets soumis à un traitement médicamenteux : vit A, C, B6, B9, magnésium, zinc.

Sujets soumis(es) à un régime hypocalorique strict: vitamines, minéraux.

Consommation excessive d'alcool: vit B1, B2, B6, B9, magnésium, zinc.

Fumeurs: vit C, E, A, bêta-carotène.

Végétariens: vit B12, fer, magnésium, zinc.

♦ **Premier outil:**

– Le questionnaire alimentaire sur une journée:
Votre alimentation nous intéresse…

C'est la modalité la plus simple et qui convient à toute situation où la demande de conseil alimentaire n'est pas évidente. Ce questionnaire est à remplir par le patient sans aucune aide extérieure. En pratique, il le remplit à sa manière, avec soin et précision ou au contraire, de manière incomplète, voire totalement bâclée. Cette tâche paraîtra fastidieuse pour les uns, voire incompréhensible pour d'autres.

La façon dont le questionnaire est rempli est déjà très instructive sur les relations entretenues par un individu avec son alimentation.

– Le questionnaire fournit deux types d'information :

La grille de questionnaire alimentaire sur une journée explore le nombre de portions consommées aux quatre repas principaux (petit déjeuner, déjeuner, goûter, dîner), ainsi qu'en dehors des repas. Ces portions sont réparties en cinq grands groupes, avec, en annexe, la consommation des boissons sucrées et des sucreries.

Nous notons également avec précision, la nature, la quantité et la qualité des huiles d'assaisonnement.

En outre, un tableau d'équivalence de portions pour chaque groupe d'aliments est destiné à faciliter le remplissage de la grille.

Un interrogatoire de fréquence de consommation des principaux aliments, répertoriés dans les cinq grands groupes, sur une semaine. Il faut noter que l'aspect quantitatif de chaque portion reste volontairement peu précis. L'objectif initial est d'évaluer l'équilibre et la diversité, et non de connaître avec précision le contenu exact de l'assiette.

L'appréciation précise des apports quotidiens est d'une extrême complexité et nécessite une méthodologie et des outils de recueil d'information peu compatibles avec une consultation de première intention. Pour atteindre l'objectif, nous allons valider le remplissage de l'équilibre alimentaire sur une journée, en les comparant aux données recueillies sur une semaine.

La deuxième étape consiste à construire la pyramide de son patient. En règle générale, la pyramide construite avec le patient n'a rien d'une pyramide; elle ressemble à tout autre chose:ce peut être une fusée , un sapin de Noël , une tour ...

Dans tous les cas, on peut de cette manière repérer les déséquilibres importants et commencer à hiérarchiser les différents ajustements à opérer.

Nous utiliserons la pédagogie des « 7 clés de la pyramide méditerranéenne d'inspiration crétoise », en travaillant sur les clés manquantes de manière hiérarchique. Grâce à cette avancée très progressive, on arrive à proposer la première démarche alimentaire personnalisée.

L'ordonnance comprendra en moyenne deux consignes alimentaires, au maximum trois si le patient paraît suffisamment motivé.

♦ Deuxième outil :

Le Dépistage de Déficience Micronutritionnel (D.D.M)

Le D.D.M permet d'explorer six groupes de symptomatologies fonctionnelles :

L'asthénie et les troubles de l'humeur,
Les troubles fonctionnels digestifs,
Les infections à répétition,
Les problèmes ostéo-articulaires,
Les troubles de la peau et des phanères,
Les perturbations circulatoires et micro-circulatoires.

À ceci sont ajoutées quelques questions sur le mode de vie (consommation de tabac, d'alcool ...), tous ces facteurs contribuant à l'augmentation du risque de déficience micronutritionnelle...

La réponse à chaque question est évaluée selon un score de 0 à 3, c'est-à-dire l'absence totale de la perturbation (score = 0), jusqu'à la présence permanente et gênante de la perturbation, avec le désir de s'en débarrasser (score à 3).

Le D.D.M, une fois rempli, affiche un score, représentant l'appréciation subjective de l'individu vis-à-vis d'un ensemble de perturbations fonctionnelles que nous avons pu corréler avec les déficiences micronutritionnelles détectées par les explorations biologiques.

La pertinence de l'utilisation de ce D.D.M a été validée au cours de plusieurs centaines de consultations, ou nous avons pu vérifier :

– La facilité du remplissage du D.D.M,
– La rapidité des réponses,
– L'intérêt suscité par les questions.

Ce questionnaire de routine est aujourd'hui utilisé quotidiennement par plusieurs centaines de médecins qui ont suivi l'enseignement pratique en diététique et micronutrition.

Le voici, comme vous aurez à le remplir, lors d'une consultation en micronutrition :

♦ Questionnaire D.D.M

D.D.M : Dépistage de Déficiences Micronutritionnelles

Le questionnaire D.D.M est un questionnaire de perturbations fonctionnelles. Les déséquilibres alimentaires et les déficits micronutritionnels entraînent des difficultés de fonctionnement au sein de notre organisme. Ces difficultés se traduisent par un certain nombre de symptômes qui ne sont pas ce que l'on appelle des maladies, mais plutôt des troubles fonctionnels. Ils empêchent l'individu de bénéficier de tout son potentiel santé.

Le D.D.M permet de classer les troubles fonctionnels appareil par appareil et de scorer les différentes perturbations :

Ainsi « A » désigne les troubles de l'humeur et la fatigue, « B » les troubles fonctionnels digestifs, « C » les troubles ostéo-articulaires, etc...

Le remplissage du DDM permet d'avoir un aperçu global des perturbations fonctionnelles, de trouver des corrélations intéressantes, d'émettre des hypothèses de relations entre les apports alimentaires et les symptômes ressentis par l'individu.

♦ **La cotation s'effectue de la manière suivante** :

0 = Je ne ressens jamais ce symptôme.

1 = Je ressens de temps en temps ce symptôme... mais ce symptôme est peu gênant.

2 = Je ressens ce symptôme de manière répétée... ce symptôme est assez gênant, je souhaiterais m'en débarrasser.

3 = Je ressens ce symptôme en permanence… ce symptôme me gêne beaucoup, je n'arrive pas à m'en débarrasser.

A- FATIGUE ET TROUBLES DE L'HUMEUR	0	1	2	3
Je me sens fatigué (e)				
J'ai des difficultés à me motiver				
J'ai des problèmes de sommeil				
J'ai des difficultés de concentration				
J'ai des difficultés de mémoire				
Je me sens anxieux (se)				
Je me sens angoissé (e) – Je me sens déprimé (e)				

TOTAL SCORE A =

B- TROUBLES DIGESTIFS	0	1	2	3
Je ressens des brûlures à l'estomac				
J'ai des reflux acides				
Je ressens des nausées				
J'ai des diarrhées				
Je suis constipé (e)				
Je présente des alternances diarrhées/constipation				
J'ai des ballonnements après manger				
J'ai des crises de colite				

TOTAL SCORE B =

C- Troubles ostéo-articulaires et dégénératifs	0	1	2	3
Je ressens des douleurs au niveau du dos, du cou				
Je souffre des articulations (poignet, coude,				
épaule, cheville, genou, hanche)				
J'ai mal dans les muscles, les tendons				
Quand je fais du sport, je me blesse facilement				
J'ai une maladie rhumatismale				
Je souffre des yeux (cataracte, yeux secs...)				

TOTAL SCORE C =

D- Troubles infectieux Je présente régulièrement les troubles suivants :	0	1	2	3
Maux de gorge, angines, rhumes, sinusites, otites				
Bronchites, infection des poumons				
J'ai régulièrement des infections urinaires				
J'ai régulièrement des infections génitales				
J'ai régulièrement des infections digestives				
J'ai régulièrement des infections cutanées				

TOTAL SCORE D =

E- Troubles cutanés	0	1	2	3
J'ai la peau sèche				
Je fais régulièrement de l'eczéma				
Je fais de l'acné				
J'ai souvent de l'herpès au niveau du visage				
Je perds mes cheveux, ils sont ternes, cassants				
Mes ongles sont cassants, ils se dédoublent				

TOTAL SCORE E =

F- Troubles circulatoires	0	1	2	3
J'ai les jambes lourdes				
Je fais de l'œdème (chevilles, mains, doigts…)				
J'ai souvent les extrémités froides				
J'ai des fourmillements aux extrémités				
J'ai des troubles avant les règles (seins tendus, douleurs, fatigue, déprime)				

TOTAL SCORE F =

Nous avons pu observer les éléments suivants :

– Les renseignements obtenus grâce à cet outil sont plus fiables et plus complets que ceux récoltés par un interrogatoire en face à face.

– Le remplissage du questionnaire fonctionnel, doublé du questionnaire alimentaire suggère efficacement les liens directs entre l'alimentation et les perturbations éventuelles sur la santé de l'individu.

Ces relations ne sont pas évidentes pour tout le monde, et en particulier pour ceux qui présentent des difficultés de conduite alimentaire. Les informations nutritionnelles, de par leur connotation moralisante sont souvent synonymes de frustrations à venir car elles touchent l'intimité de l'individu.

La démarche de la micronutrition se veut pédagogique afin de démystifier et de déculpabiliser la personne en conflit alimentaire. Elle permet également de positionner le professionnel de la santé de manière plus confortable. Il expertise avec une neutralité bienveillante les habitudes du patient, et propose ensuite un véritable « coaching nutritionnel ».

La détermination d'un score analytique et global est précieuse pour le suivi du sujet lors de ses consultations ultérieures. Lorsqu'un score global évolue de 35 à 18 après trois mois de conseils diététiques et micronutritionnels correctement suivis, la confiance et l'encouragement dans la démarche proposée s'en trouvent forcément renforcés.

♦ Troisième outil :

Le questionnaire D.N.S (Dopamine-Noradrénaline-Sérotonine)

Le questionnaire D.N.S mesure l'impact de notre alimentation sur le fonctionnement de notre cerveau. Le D.D.M est parfois comparé à un « scanner » fonctionnel de l'organisme alors que le D.N.S se révèle être un véritable «scanner» fonctionnel du cerveau.

Ce questionnaire nous permet de résoudre un certain nombre de difficultés concernant les situations stressantes vécues par les patientes et les patients venant consulter :

- Éviter la « psychologisation » excessive des troubles de l'humeur.
- Rattacher le ressenti de l'humeur à l'adaptation des apports nutritionnels et micronutritionnels par rapport aux exigences de l'organisme.

L'idée que nos ressources mentales puissent être modulées par nos apports alimentaires est la plupart du temps totalement inédite chez la plupart des patients.

Après avoir rempli le D.N.S, il devient facile d'expliquer le plus simplement possible, à quoi nous servent la dopamine, starter de l'action, la noradrénaline, accélérateur de l'action, et enfin la sérotonine, frein de l'action.

Comprendre comment l'appétence au sucré, souvent incontrôlable peut être en relation avec un déficit fonctionnel en sérotonine est une explication physiologique moins moralisatrice que le péché de gourmandise, ou l'inaptitude chronique à l'effort.

ÉCHELLE D.N.S

Cotation :	- symptôme absent	0
	- symptôme modéré	1
	- symptôme gênant	2
	- symptôme très gênant	3

DOPAMINE	0	1	2	3
1 - Vous sentez-vous moins motivé(e) ?				
2 - Portez-vous moins d'intérêt à vos occupations ?				
3 - Avez-vous tendance à vous replier sur vous ?				
4 - Etes-vous moins attiré(e) par vos hobbies ?				
5 - Recherchez-vous moins les contacts avec vos ami(e)s?				
6 - Avez-vous des problèmes de concentrations ?				
7 - Vous sentez-vous l'esprit moins créatif ?				
8 - Avez-vous des difficultés à faire de nouveaux projets ?				
9 - Votre sommeil est-il agité, non reposant, insatisfaisant?				
10 - Vous sentez-vous fatigué(e) ?				

Total :

NORADRÉNALINE	0	1	2	3
1 - Vous sentez-vous déprimé(e) ?				
2 - Souffrez-vous moralement ?				
3 - Avez-vous l'impression de fonctionner au ralenti ?				
4 - Ressentez-vous moins de désir ?				
5 - Avez-vous des difficultés à prendre du plaisir ?				
6 - Ressentez-vous une baisse d'appétit sexuel ?				
7 - Avez-vous des difficultés avec votre mémoire ?				
8 - Avez-vous des difficultés pour apprendre ?				
9 - Vous sentez-vous mal aimé(e) ?				
10 - Etes-vous fatigué(e) moralement ?				

Total :

SÉROTONINE	0	1	2	3
1 - Vous sentez-vous irritable ?				
2 - Vous sentez-vous impatient(e) ?				
3 - Avez-vous des difficultés à supporter les contraintes ?				
4 - Vous sentez-vous agressif(ve) ?				
5 - Vous sentez-vous incompris(e) ?				
6 - Etes-vous attiré(e) par le sucré en fin de journée ?				
7 - Vous sentez-vous dépendant(e) d'activité répétitive ? (tabac, alcool, grignotage, sport intensif,)				
8 - Avez-vous des difficultés à vous endormir ?				
9 – Vous sentez-vous vulnérable au stress ?				
10 - Vous sentez-vous « d'humeur changeante » ?				

Total :

♦ Les outils biologiques

Les marqueurs biologiques de la qualité alimentaire:

Il est particulièrement difficile d'étudier l'impact biologique de l'alimentation sur notre organisme. Nous disposons de deux outils permettant de suivre clairement l'efficacité d'un changement alimentaire:

– Le premier de ces marqueurs concerne le rapport sodium/potassium urinaire: il permet de vérifier la quantité et la qualité de la consommation en fruits, légumes et en produits céréaliers à haute densité nutritionnelle.

Ce rapport doit être compris entre 0,01 et 0,7. Il n'est pas rare de trouver chez nos patients des rapports se situant aux environs de 2.

– Le deuxième de ces outils biologiques est le statut des acides gras dans le plasma (S.A.G).

Le statut des acides gras plasmatiques nous permet de doser avec précision:

– Les cinq acides gras saturés myristique, palmitique, stéarique, pentadécilique et margarique.

– Les quatre acides gras mono-insaturés: palmitoléique, cis-vaccénique, oléique, gadoléique.

– Un acide gras trans : acide élaïdique.

– Les cinq acides gras poly-insaturés (série oméga 6) : linoléique, gamma-linolénique, dihomo-gammalinolénique, arachidonique et docosapent énoïque.

– Les trois acides gras poly-insaturés (série oméga 3) : alpha-linolénique, eicosapentaénoïque (EPA) et docosahexaénoïque (DHA).

Le Statut des Acides Gras

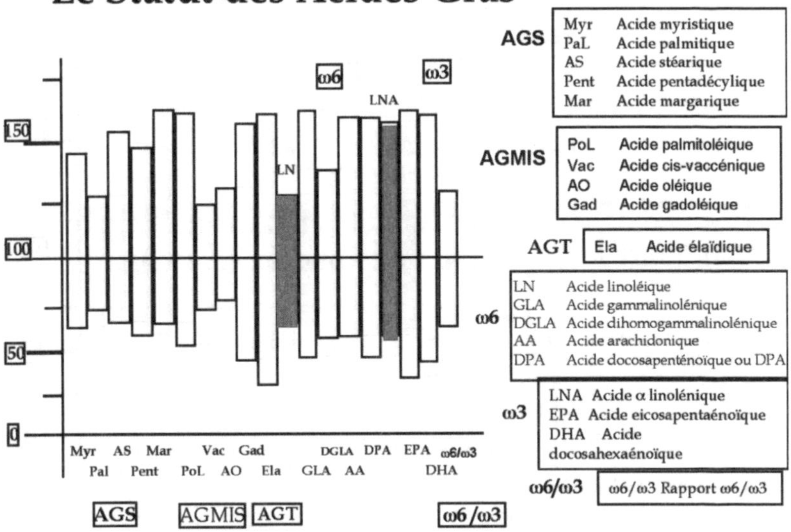

Il faut reconnaître que l'enquête alimentaire permet d'obtenir des renseignements très parcellaires de la consommation en acides gras, et en aucune manière, ne permet de nous renseigner sur les A.G.P.I. De plus, avant d'être mis à la disposition de nos cellules et après avoir été consommés dans notre assiette, les acides gras doivent être transformés par la digestion (premier facteur de différence), assimilés par le tube digestif (deuxième facteur de différence), et enfin métabolisés, en particulier par des enzymes très importantes au niveau du foie que sont les élongases et surtout les désaturases, dont l'activité est soumise à de nombreux facteurs.

Le S.A.G nous permet de connaître la disposition aux cellules des deux acides gras essentiels que sont les chefs de file des oméga 6 et des oméga 3. L'organisme ne sait fabriquer ni l'acide linoléique ni l'acide α linolénique. Ces deux chefs de file sont donc en compétition pour être désaturés par une même et unique enzyme, la 6 désaturase. Celle-ci est soumise à des facteurs limitant, comme les sucres rapides, l'insuline, les acides gras trans, les virus, les catécholamines, les corticostéroïdes et certains micronutriments indispensables comme le Fer, le Zn, le Mg, le B6.

C'est dire que le statut des acides gras permet de nous renseigner sur :

– Les apports alimentaires des différentes familles d'acides gras, et plus particulièrement des acides gras indispensables.
– La capacité de l'organisme à bien les assimiler au niveau digestif.
– La façon dont les acides gras sont métabolisés, c'est-à-dire le fonctionnement des enzymes hépatiques, en particulier la fameuse 6 désaturase.
– L'efficacité d'un programme de diététique et de micronutrition sur le métabolisme des graisses dans l'organisme.

Les marqueurs biologiques des «maillons faibles» de l'organisme :

♦ Les marqueurs de l'interface digestif :

Le test de perméabilité intestinale

Nous avons vu précédemment que le déséquilibre de l'écosystème intestinal était en mesure de provoquer une altération de la perméabilité intestinale, susceptible de provoquer des pertur-bations à distance de l'appareil digestif. La mise en évidence de cette perméabilité s'avère donc très intéressante sur le plan diagnostique.

Le test de perméabilité intestinale (TPI) permet d'évaluer le passage des molécules à travers la muqueuse intestinale. Le TPI consiste donc à déterminer le débit urinaire d'un marqueur après charge orale ; la mesure de l'élimination urinaire du marqueur étant le reflet de l'état de la muqueuse intestinale.

La perméabilité intestinale (PI) est appréciée à l'aide de marqueurs de taille et de masse moléculaires différentes, souvent utilisés de manière combinée.

De nombreux marqueurs biochimiques sont également proposés, mais le lactitol et le mannitol restent les plus utilisés.

Ces deux éléments n'ayant pas un poids moléculaire très important, ils ne renseignent pas sur les hyper-perméabilités permettant à des protéines entières de traverser l'intestin.

Depuis peu, nous disposons de nouveaux marqueurs permettant d'affiner les résultats : ces marqueurs sont des poly-éthyléne glycol (PEG), dotés de poids moléculaires respectifs de 400 pour l'un et de 6000 pour le second.

Le passage dans les urines du PEG 6000 signe la présence d'une importante augmentation de perméabilité intestinale.

♦ **Les marqueurs de la protection cellulaire :**

Nous avons insisté sur le rôle décisif joué par les capacités de notre organisme à neutraliser les radicaux libres en excès, pour limiter le processus du vieillissement, l'installation de pathologies dégénératives et l'aggravation de situations à risque cardio-vasculaire, métaboliques et cancéreux.

Il est possible d'évaluer l'activité des enzymes antiradicalaires (S.O.D et G.P.X), et de doser les concentrations plasmatiques des cofacteurs comme le zinc, le cuivre, et le sélénium. Il est également très intéressant d'explorer le profil des protéines afin d'identifier la présence d'une inflammation chronique, ainsi que l'activité des populations lymphocytaires pour évaluer l'activité immunitaire.

Aujourd'hui, nous disposons depuis peu d'un examen de dépistage du pouvoir anti-oxydant global, peu onéreux et extrêmement pratique pour le suivi nutritionnel.

On l'appelle « le test KRL » (KYRIAL Radical Libre).

Principe du test KRL :

Il s'agit de soumettre des globules rouges à une agression induite par un générateur de radicaux libres, et ce dans des conditions strictement contrôlées et standardisées. Les radicaux libres sont responsables du phénomène d'hémolyse (destruction des globules rouges). Face à cette production exagérée de radicaux libres, les globules rouges libèrent tous leurs antioxydants. Un déséquilibre va s'installer au bout d'un certain temps (temps de latence) et se traduira par une lyse des globules rouges qui ira en s'accentuant. L'évaluation de la période de latence (début d'hémolyse) et du temps où la moitié des hématies seront lysées (temps de 1/2 lyse) va correspondre à la capacité de résistance des globules rouges à l'attaque radicalaire. La même opération est répétée sur du sang total pour apprécier les capacités de défense anti-radicalaires du plasma. Ensuite, les résultats sont standardisés en E.A.R (Éfficacité Anti-Radicalaire) de manière parfaitement reproductible.

Ainsi, ce test rend les résultats sous la forme de deux courbes: l'une concernant le pouvoir anti-oxydant des globules rouges, et l'autre le pouvoir anti-oxydant global.

Les indications de ce test sont très nombreuses: les patients à risque cardio-vasculaires, ceux qui présentent des antécédents de maladie neuro-dégénératives et de cancers, sont bien sûr les premiers concernés.

Mais ce test est parfaitement adapté à tous ceux qui souhaitent agir de manière préventive sur les effets du vieillissement.

La micronutrition, avec quoi ?

La complémentation alimentaire par définition signifie ce qui peut compléter l'alimentation. Afin de compenser les déficits en respectant le schéma des « quatre maillons faibles » de l'organisme, le choix des ingrédients à utiliser en complémentation a fait l'objet d'un cahier des charges très précis pour être médicalement justifié. Ce cahier des charges, résumé dans le concept de micronutrition défini depuis 1994, repose sur les deux piliers indispensables que sont :

a) Faciliter la digestion et l'assimilation des aliments et des compléments, c'est la micronutrition à visée digestive :

Elle comprend une famille de compléments qui a bouleversé l'approche de la micronutrition ; ce sont les probiotiques, bactéries vivantes, présentant des propriétés santé de plus en plus reconnues.

L'appareil digestif pourra également bénéficier en micronutrition de l'appoint de fibres alimentaires (troubles du transit), d'enzymes d'origine végétale (insuffisance digestive), et de micro-constituants végétaux à visée hépato-biliaire (insuffisance hépatique fonctionnelle et adjuvant de la détoxycation).

b) Compléter l'alimentation par des ingrédients soigneusement choisis pour être le plus disponibles à notre organisme (notion de bio-disponibilité):

À titre d'exemple, les vitamines sont extraites à partir de fruits et de légumes (respect de la naturalité) qui ne contiennent pas d'OGM, et lorsque c'est possible, bénéficient d'une agriculture biologique. Les ingrédients sont soumis à un sévère contrôle qualité, qui traque la présence inopportune de pesticides, de métaux lourds... L'extraction des fruits et des légumes se fait selon une méthode qui respecte la totalité des micro-constituants utiles (notion de totum).

Les oligo-éléments et les minéraux ne sont pas proposés sous la forme de sels comme c'est le cas pour les médicaments (sels de fer, sels de calcium, sels de magnésium). Ils bénéficient de l'accompagnement d'un vecteur lui assurant meilleure assimilation et meilleure tolérance au niveau digestif.

Depuis de nombreuses années, les minéraux et oligo-éléments sont élaborés en micronutrition sous la forme d'amino-complexes (hydrolysats de protéines). Plus récemment, les compléments à base de fer disposent d'un vecteur révolutionnaire assurant une assimilation quatre fois supérieure au sel de fer classique.

Ce vecteur, le Guanylor* fait l'objet d'un brevet, et il a l'avantage de présenter une excellente tolérance et une très bonne efficacité dans le cadre des déficiences en fer chez la femme (Enquête d'observation réalisée par les médecins experts de l'IEDM sur 200 patientes).

Les protecteurs cellulaires utilisés en micronutrition proposent pour certains, une association entre des substances réputées pour leur activité anti-oxydante, et un ingrédient issue d'une algue, le Porphyral, doté de propriétés prouvées comme étant modulateur de protéines de stress.*

Les substances anti-oxydantes, quant à elles, seront choisies en fonction des cibles tissulaires.

À titre d'exemple, sont sélectionnés :

– vitamines (E, C, b carotène) et cofacteurs enzymatiques (zinc, sélénium), flavonoïdes (extrait de marc de raisin) : à visée vasculaire.

– lutéine, zéaxanthine (famille des caroténoïdes) ; anthocyanosides extrait de la myrtille : à visée oculaire.
– lycopène, sélénium, vitamine E, thé vert : à visée cutanée.

Un modulateur de protéines de stress sera utilisé pour potentialiser les effets des anti-oxydants dans les situations suivantes :

– Porphyral HSP* (extrait d'algue): protection solaire, vieillissement cutané, protection artérielle.

Le porphyral HSP* a bénéficié de plusieurs travaux de recherche démontrant sa capacité anti-oxydante d'une part et ses propriétés d'induction de protéines de stress à la suite d'une agression.

Les acides gras polyinsaturés sont des éléments de complémentation très précieux mais très fragiles. La présence de double liaisons dans ces molécules d'acide gras les rend particulièrement vulnérables à l'attaque des radicaux libres. Le risque, c'est l'oxydation, le rancissement. Or, une huile rancie n'est plus bénéfique pour la santé, au contraire elle est nocive.

Rappelez-vous pour celles et ceux qui l'ont subi, de la fameuse cuillerée à soupe d'huile de foie de morue de notre enfance. Louable intention puisqu'elle amène des oméga 3, de la vitamine A et de la vitamine D naturelles, mais l'odeur et le goût de ranci révélaient un produit de mauvaise qualité.

En micronutrition, les huiles riches en AGPI font l'objet d'un suivi régulier de l'indice de peroxydation, qui doit obligatoirement rester inférieur à 10.

La complémentation en certains acides aminés indispensables peut s'avérer très intéressante dans certaines situations. La tyrosine dans les déficits fonctionnels en dopamine et noradrénaline, le tryptophane dans les déficits fonctionnels en sérotonine, les acides aminés branchés en récupération d'effort.

Les acides aminés isolés ne sont pas autorisés en compléments alimentaires par la législation française. Ils peuvent néanmoins être fournis sous la forme de micropeptides (petites chaînes de protéines constituées de 2 à 3 acides aminés).

Cette présentation est avantageuse puisqu'elle est mieux assimilée au niveau digestif que les acides aminés isolés. Les micropeptides, riches en tryptophane sont régulièrement utilisés en micronutrition chez les personnes présentant des troubles de l'humeur en relation avec un déficit fonctionnel en sérotonine (irritabilité, impatience, grignotage sucré...).

Vulnérabilité digestive : le geste probiotique...

Depuis plus d'un an, la publicité nous l'a appris : si vous toussez, si vous reniflez, si vous crachez... « LES ANTIBIOTIQUES CE N'EST PLUS AUTOMATIQUE » !!!

Quelques secondes plus tard, vous apprenez avec soulagement que la solution doit venir des intestins. Ce sont les ferments lactiques de certains produits laitiers qui permettraient de « STIMULER NOS DÉFENSES IMMUNITAIRES ». Ils descendent lentement dans notre organisme alors on se sent déjà beaucoup mieux !

Ces nouveaux messages méritent une information plus ample sur les relations intestins-défenses immunitaires, et sur les bienfaits de ces fameux ferments lactiques que l'on appelle les probiotiques.

Pour planter le décor : un tube digestif est considéré schématiquement comme un canal de neuf mètres de long, allant de la bouche à l'anus, et dont la principale fonction est la digestion des aliments. Particularité intéressante, notre tube digestif n'est pas stérile !

Il héberge près de cent mille milliards de bactéries, soit dix fois plus que le corps humain ne compte de cellules. L'ensemble de ces bactéries est regroupé sous le terme de *flore intestinale.*

Cette flore intestinale comprend certaines familles fortement représentées (c'est la flore dominante), d'autres familles moins concentrées (c'est la flore sous-dominante), et enfin certaines familles peu concentrées (c'est la flore fluctuante ou flore de passage). De ce fait, elle pourrait être assimilée à un véritable organe faisant partie intégrante de l'organisme humain.

Les flores dominantes et sous-dominantes exercent de nombreuses fonctions physiologiques qui sont le plus souvent bénéfiques pour l'homme. À ce titre, tout déséquilibre de cette flore est susceptible d'entraîner une multitude de perturbations pour l'organisme humain dont certaines peuvent avoir de graves conséquences sur la santé.

L'idée d'administrer des ferments lactiques afin de moduler la flore intestinale dans un sens favorable est à l'origine du concept de PROBIOTIQUE.

Qu'entend-on par probiotique ?

C'est à partir de 1920 que l'on va parler pour la première fois de probiotique, mais la première définition officielle souvent citée en référence est celle de Füller en 1989 :

« Complément alimentaire microbien vivant qui affecte bénéfiquement l'animal hôte, en améliorant son équilibre microbien intestinal. »

Par contre, l'histoire des ferments lactiques est beaucoup plus ancienne. On peut la faire remonter mille neuf cents ans avant JC, puisque les textes anciens attribuaient la longévité d'Abraham à sa consommation régulière de lait aigre. Au début du 20ème siècle, on attribue la longévité des citoyens bulgares à la consommation de produits laitiers fermentés. Pourtant, les travaux de Metchnikoff, dès 1908, préconisent l'absorption de grandes quantités de microbes afin d'améliorer la santé. En 1920, apparaissent en pharmacie les premiers yaourts industriels, déjà recommandés contre les désordres intestinaux et, en 1970, l'utilisation des probiotiques se généralise, comme facteur de croissance dans l'alimentation animale.

Nous arrivons à 1990, date à laquelle les probiotiques sont proposés en compléments alimentaires en micro-nutrition.

La définition admise aujourd'hui, est: « micro-organismes vivants qui, lorsqu'ils sont administrés en quantité adéquate, produisent un effet bénéfique sur la santé de l'hôte. »

La mission des probiotiques

Les probiotiques assurent des activités fondamentales au service de notre organisme:

Ils aident à digérer et synthétisent certaines vitamines: Les probiotiques participent à la digestion dans le côlon. Ils améliorent la digestibilité du lactose, des amidons, des protéines, augmentent la biodisponibilité des minéraux et participent à la synthèse de certaines vitamines du groupe B et de la vitamine K.

– Ils repoussent les germes grâce à un « effet barrière »:

En adhérant à la paroi intestinale, les probiotiques forment une véritable « barrière » de protection qui empêche l'implantation des germes néfastes. Ils produisent de l'acide lactique et de l'acide acétique, ce qui crée un environnement acide défavorable à la prolifération des germes pathogènes, ennemis de notre organisme.

– Ils renforcent l'immunité :

Les probiotiques stimulent les capacités de défense de la muqueuse intestinale, en activant les cellules de notre système immunitaire, contenues dans la paroi du tube digestif.

– Ils améliorent les fonctions digestives après un traitement antibiotique :

De nombreuses études ont mis en évidence l'intérêt des probiotiques pour RÉTABLIR L'ÉQUILIBRE DE LA FLORE dans les troubles digestifs, consécutifs à un traitement antibiotique.

Des probiotiques « efficaces »

La recherche sur les probiotiques permet de sélectionner les souches qui agissent en synergie. Pour être pleinement efficaces, ils doivent répondre à six critères importants :

1. Être capables de résister à certaines conditions d'acidité rencontrées au niveau de l'estomac (gastrorésistance).

La prise orale implique que les probiotiques puissent résister au pH acide de l'estomac, aux enzymes pancréatiques et aux concentrations de bile présentes dans l'intestin grêle afin de parvenir vivantes et en grand nombre dans le tube digestif.

2. Adhérer à la muqueuse intestinale pour constituer une « barrière » contre les agressions extérieures.

3. Pour bénéficier du « label » de PROBIOTIQUE, les produits doivent présenter une concentration au moins égale à un milliard de lactobactéries vivantes et stables par gramme de produit.

4. Être capables de produire des substances antimicrobiennes.

Les souches à visée probiotique doivent être capables d'inhiber le développement des germes pathogènes en produisant des substances antimicrobiennes.

5. Être parfaitement tolérés par l'organisme.

6. Et surtout, les probiotiques doivent rester vivants et stables dans le temps.

Au-delà de ces critères, le choix des souches peut être encore plus affiné par l'étude des propriétés immunologiques de chacune. Certaines sont plus aptes à renforcer les capacités de défense de l'organisme ; d'autres au contraire favorisent les aptitudes à se défendre contre les intolérances alimentaires et les allergies. Ces propriétés remarquables sont expliquées par la capacité des probiotiques à moduler l'environnement en médiateurs très importants au niveau de l'immunité que l'on appelle les cytokines. La sélection correcte en souches efficaces et la concentration tout au long du tractus digestif est la garantie de qualité d'un complément probiotique.

Pourtant, les produits présents sur le marché actuel sont de valeur très inégale. C'est pourquoi le conseil éclairé d'un médecin ou d'un pharmacien formé à la micronutrition s'avère indispensable.

c) Les différentes présentations et utilisations des probiotiques

Les probiotiques sont présents dans les aliments, tout particulièrement dans les produits laitiers fermentés ou dans les compléments nutritionnels sous une forme lyophilisée. L'intérêt de ces deux présentations n'est pas la même, et nous allons voir les propriétés observées pour chacune d'entre elles.

Les produits laitiers fermentés :

– Le plus connu est le yaourt. Pour recevoir ce label de « yaourt », le produit doit théoriquement contenir au moins 107 de Lactobacillus bulgaricus et Streptococcus thermophilus par gramme, à la date de péremption. Ces deux genres bactériens ont la capacité de bien fermenter le lait et produire un goût agréable à leur consommation.

De nombreux travaux ont permis de démontrer que la lactase véhiculée par les bactéries du yaourt était libérée par l'action des acides bilaires sur les membranes des bactéries. Cette lactase favorise la digestion du lactose (90%), chez les sujets présentant une insuffisance en lactase.

– Un produit laitier fermenté ne contenant pas exclusivement du L. bulgaricus et du S. thermophilus ne peut plus bénéficier de l'appellation «yaourt».

De nombreux produits laitiers fermentés sont proposés dans le commerce ; les qualités probiotiques sont très diverses, «excellentes pour certains et très insuffisantes pour d'autres» (Marteau. 1998).

– Une nouvelle présentation de lait fermenté réalisé à la maison a été proposée en 2000. Ce lait fermenté (Fermentine*) a l'avantage de garantir plus de cent cinquante milliards de probiotiques par unité de 150ml, huit grammes de protéines présentant un indice chimique supérieur à 100, et une teneur réduite en lipides.

Ce produit est particulièrement indiqué dans les intolérances au lactose, dans les programmes diététiques à faible valeur calorique et dans le cadre des petits déjeuners équilibrés.

Les probiotiques sous forme lyophilisée:

Les indications intéressantes:

– Les probiotiques présentés sous forme lyophilisée ont pu démontrer leur efficacité pour prévenir ou raccourcir la durée de gastro-entérites aiguës, prévenir les perturbations intestinales liées à l'antibiothérapie et prévenir la diarrhée du voyageur.

Enfin, des travaux ont souligné l'intérêt des probiotiques dans le traitement de la gastrite à *Hélicobacter pylori.*

– Les développements actuels de la recherche sur l'utilisation des probiotiques s'orientent vers le rôle qu'ils jouent dans la modulation de la cancérogénèse. Des essais sur le cancer du colon et de la vessie s'avèrent déjà prometteurs.

De nombreuses études s'intéressent également à leur rôle favorable dans le traitement des maladies inflammatoires cryptogénétiques de l'intestin (maladie de Crohn, rectocolite hémorragique). Les premiers résultats sont très encourageants.

– Certains probiotiques ont été utilisés pour évaluer leur efficacité et pour limiter la perméabilité intestinale dans des situations d'inflammations importantes au niveau intestinal. Les résultats chez l'animal ont été significatifs.

– Enfin, l'utilisation depuis 1992 des probiotiques par plus de deux mille cinq cents médecins pratiquant des consultations de micronutrition a montré que l'intérêt des probiotiques dépassait largement le cadre de leurs indications usuelles.

D'une manière générale, l'équilibre de la flore intestinale contribue à une amélioration significative des symptômes qui accompagnent les troubles fonctionnels intestinaux (TFI).

UN PROBIOTIQUE EFFICACE
POUR AIDER LES COLOPATHES...

Voici les résultats observés en micronutrition, et colligés dans les études d'observation réalisées par l'I.E.D.M sur 540 patients, présentant comme symptômes digestifs les troubles suivants: constipation (224/540), diarrhée (260/540), alternance constipation/diarrhée (189/540), météorisme (459/540), colite (390/540) et différents signes d'insuffisance digestive (douleurs, pesanteurs, somnolence post-prandiales 343/540).

Le protocole a consisté à conseiller une fois par jour un probiotique à la dose de 2,5 grammes (Lactibiane du laboratoire PiLeJe) pendant 1 mois.*

Le score global de satisfaction sur EVA, évalué sur une échelle de 1 à 10 est de 7,65 sur 10 (EVA: Échelle Visuelle Analogique).

La tolérance du produit a été considérée comme bonne ou très bonne dans 92% des cas.

TROISIÈME PARTIE

BRÈVES DE CONSULTATION EN MICRONUTRITION

Les situations que l'on rencontre tous les jours…

♦ *Cas n° 1 : Blandine, 38 ans, mère au foyer, 2 enfants : « Je me sens vidée, je n'ai plus aucune énergie, on me dit que c'est dans la tête… »*

Blandine, trésorière du club de natation dont elle assure la présidence, arrive à notre consultation sur les conseils d'une amie. Cheveux courts, l'air décidé, elle s'assoit en face de moi et me regarde fixement, l'air légèrement renfrogné. Il est vrai qu'une urgence m'a fait prendre un quart d'heure de retard.

– Bonjour, excusez-moi de vous avoir fait attendre, un problème incontournable, j'espère que vous me pardonnerez…

Blandine esquisse un léger sourire et semble s'adoucir.

– Dites-moi ce qui vous amène à ma consultation ?

– Depuis un an, je marche au ralenti, plus de carburant ! Le médecin du club m'a prescrit des examens, je n'ai rien! Il m'a donné du magnésium et m'a conseillé de mettre un frein à mes activités mais c'est impossible… J'aimerais trouver une solution. J'élève mes deux enfants et je m'occupe en parallèle de l'animation du club de natation que je préside. J'adore cette activité mais je n'ai plus d'énergie pour l'assumer et si je devais tout arrêter, ce serait véritablement un échec pour moi. De plus, je suis très sportive, je nage quatre fois par semaine car je participe à la compétition en masters, j'aimerais continuer à être performante.

Tout en écoutant ses explications, je jette un « coup d'œil» circulaire sur les deux questionnaires qu'elle a remplis.

Le Dépistage en Déficit Micronutritionnel (D.D.A.) concernant les troubles de l'humeur et l'asthénie totalise huit points.

Les infections ORL à répétition sont signalées par un score de trois points.

Quant à la sérotonine, elle est à 12, ce qui explique ses sautes d'humeur et sa tendance à l'agressivité.

À la lecture de son dernier bilan sanguin, je constate que tout n'est pas parfait! Le premier réflexe, par rapport aux symptômes de Blandine, est d'aller vérifier l'état de ses réserves en fer. Le meilleur marqueur biologique, c'est le dosage de la ferritine. Il est à 14.

Les laboratoires de biologie proposent une fourchette des valeurs normales, se situant entre 12 et 200. Or, il s'avère qu'en dessous de 50, le statut en fer n'est pas au mieux, et qu'en dessous de 15, il n'y a plus de réserves !

Blandine me raconte qu'elle n'a jamais réussi à fixer le fer et ne supporte aucun traitement au niveau digestif. N'aimant pas beaucoup la viande, sa consommation quotidienne de produits d'origine animale est de moins d'une portion par jour. Je lui propose alors de travailler sur les autres apports alimentaires riches en fer, en privilégiant le poisson ainsi que les œufs et de penser aux volailles, qu'elle préfère à la viande rouge. Une complémentation alimentaire semble adaptée à sa situation, avec une dose de fer à prendre par jour (le double des apports recommandés), sous la forme de GUANYLOR* de fer.

En plus, je lui prescris un complément probiotique à prendre tous les deux jours, et ce, pendant deux mois, afin de réguler son transit intestinal.

Un mois plus tard, lors de la consultation suivante, Blandine est toute souriante. Elle a réussi à intégrer quotidiennement sa portion de protéines animales à son alimentation. Moins fatiguée, elle en ressent les bienfaits à l'entraînement. Très motivée par son programme de micronutrition, elle désire le poursuivre assidûment…

Toute fière, elle apparaît deux mois plus tard, avec son contrôle de ferritine qui se chiffre désormais à 34 ! Elle n'a jamais connu un tel score. Sa fatigue a disparu et elle se sent de mieux en mieux. Je lui conseille malgré tout de continuer son complément probiotique deux fois par semaine, pendant trois mois, et de me contacter pour me donner de ses nouvelles.

Le GUANYLOR de fer, un fer pas comme les autres…
Une enquête d'observation a été réalisée par les médecins experts de l'I.E.D.M. (Institut Européen de Diététique et de Micronutrition).

150 femmes présentant : une fatigue physique associée à une fatigue psychique présentant une baisse des réserves en fer (ferritine = 16 en moyenne).
Elles vont recevoir un complément alimentaire (Guanylor de fer dosé à 14 mg de fer par gélules), à la dose de 2 gélules par jour, pendant 3 mois.*

Au bout de trois mois :
Les scores de fatigue physique et psychique sont passés de 6,2 à 3,1.
La tolérance a été jugée excellente et bonne à 96%.
L'indice de satisfaction a été en moyenne de 7,2/10.
La ferritine est montée en moyenne de 16 à 32.

♦ *Cas n° 2 : Catherine, 42 ans, responsable commerciale, 1 enfant : « Tout m'énerve, je me sens frustrée, je n'arrête pas de grignoter… et en plus je prends des kilos ! »*

Catherine est une jeune femme dynamique, arborant un léger embonpoint. Elle se présente à la consultation passablement énervée. Pendant l'interrogatoire, elle parle de ses responsabilités professionnelles avec beaucoup de précision, démontrant que son activité la passionne et qu'elle a un souci de perfection dans son travail.

Depuis quelques mois, elle se sent gênée dans sa mission. Stressée du matin au soir, tout l'énerve ! Pour compenser, elle se venge sur le chocolat, spécialement en fin d'après-midi.

Intriguée par les bilans biologiques « très pointus » que nous avions prescrits à l'une de ses collaboratrices, elle souhaiterait effectuer un bilan de santé à son tour. De plus, « même si elle ne passe pas son temps à se regarder », elle aimerait bien se débarrasser des quelques kilos superflus survenus ces derniers mois…

Catherine, à n'en pas douter, présente tous les atouts d'une personnalité en « Activation empêchée ». Passionnée, responsable, elle a peu de temps à se consacrer. Son attrait pour une étude biologique de sa santé nous donne déjà les moteurs sur lesquels nous pouvons actionner sa motivation.

Les symptômes qu'elle évoque sont en faveur d'une déficience fonctionnelle en sérotonine. Son score nous le confirme : 19/30.

Le D.D.M. (Dépistage de Déficit Micronutritionnel) nous apporte d'autres renseignements : une constipation chronique, la prise régulière d'un contraceptif oral, des difficultés de sommeil, la peau sèche et une très mauvaise circulation.

Tout ceci pour nous est assez cohérent.

Du côté des habitudes alimentaires, ce n'est pas très équilibré : les sucres lents sont rarement au rendez-vous et Catherine consomme plusieurs produits sucrés par jour. À ce sujet, quand elle prend trois kilos elle se soumet pendant quinze jours au régime sans les 3 P (pain, pâtes, pommes de terre) ! On retrouve malgré tout une consommation satisfaisante de légumes, beaucoup de yaourts (jusqu'à 5 par jour) et, parfois, elle craque pour une glace.

Nous abordons avec Catherine les relations entre sa façon de s'alimenter et ses difficultés à fabriquer de la sérotonine.

LA DIÉTÉTIQUE DU CERVEAU

Bien manger pour bien penser…

Nul n'a échappé à l'étroite relation existant entre l'alimentation et l'équilibre émotionnel. De la faim qui nous tenaille et nous rend irritable au petit carré de chocolat anti-stress, de la tasse de thé favorisant la concentration au poisson stimulant la mémoire, le contenu de notre assiette agit directement sur le développement, les performances et la santé de notre corps et de notre tête.

Le cerveau ne représente que 2% de notre poids corporel mais il consomme pourtant 20% de notre énergie et de l'oxygène que nous respirons. Et 5 grammes de glucose à l'heure!

Les milliards de neurones de notre cerveau sont pour les 2/3 constitués d'acides gras. On comprend alors que la composition en graisses de nos repas influe directement sur notre comportement, nos pensées et notre humeur. Les spécialistes sont de plus en plus nombreux à penser que certains troubles psychiques proviennent directement de carences nutritionnelles.

Une nouvelle piste à exploiter pour traiter la dépression…

Ainsi, les hormones de notre cerveau nécessitent une alimentation équilibrée, riche en protéines végétales et animales. Et l'apport en micronutriments comme le fer, le magnésium, les vitamines B, C et E deviennent des éléments indispensables à leur bon fonctionnement.

TROUBLES DE L'HUMEUR, TROUBLES ALIMENTAIRES ?

Les troubles de l'humeur sont fréquemment associés aux dysfonctions des neuromédiateurs. Ils sont l'énergie dont le cerveau a besoin (en complément du sucre) pour être performants. Pour les contenter, n'hésitez pas à les combler avec :

Du sucre en perfusion...

Savez-vous que le cerveau ne dispose de réserves en énergie que pour une seule seconde ?

Toute baisse de sucre dans le sang provoque la fameuse hypoglycémie redoutée par tous. Une fine régulation doit s'opérer en continu.

Alors, exit les grignotages sucrés provoquent instabilité et sautes d'humeur car le cerveau n'apprécie guère les variations de prises de sucre !

Des protéines bien équilibrées...

Les protéines de notre alimentation fournissent les acides aminés nécessaires à la fabrication des neuromédiateurs. Il est donc indispensable de nourrir notre cerveau quotidiennement de protéines animales (viande, poisson, œufs), de céréales (maïs, blé, riz...), et de légumineuses (haricots, lentilles, pois, soja...).

Pour que l'harmonie du fonctionnement des trois neuro médiateurs soit le garant d'un comportement adapté, de pensées efficaces et d'une humeur égale « légèrement optimiste », il faut les prendre en considération « un par un » et déterminer ceux qui nous feraient défaut :

– La dopamine : le starter de l'action

Je me réveille, j'ai envie de me lever et d'entamer toutes les choses intéressantes de la journée.

– La noradrénaline : l'accélérateur de l'action

J'ai du plaisir à faire les choses, le désir de faire plaisir aux autres me motive.

– La sérotonine : le frein devant les difficultés

Lorsque les choses se compliquent, je me calme et je prends le recul nécessaire.

Les micronutritionnistes ont appris à dépister les déficits fonctionnels en dopamine, noradrénaline et sérotonine et à y remédier « cas par cas » puisque de nombreux facteurs sont capables de déséquilibrer cette fragile harmonie.

Comprendre les causes nutritionnelles permet donc une correction alimentaire et complémentaire.

Il suffisait d'y penser !

La sérotonine, c'est l'hormone du cerveau qui nous permet de prendre du recul, d'être moins stressé, et qui, de plus, modère notre appétit. Elle est fabriquée à partir d'un acide aminé qui s'appelle le tryptophane, que l'on trouve dans les protéines.

Ce tryptophane est mal assimilé au niveau digestif en cas de constipation ; ensuite il peut être utilisé pour la fabrication de vitamine B3, nécessaire à la détoxication des médicaments en général et des contraceptifs en particulier.

Pour pénétrer dans le cerveau afin d'être transformé en sérotonine, le tryptophane est en concurrence avec d'autres acides aminés et cela joue en sa faveur en consommant du sucre.

On comprend mieux pourquoi une personne en manque de sérotonine est attirée systématiquement par le sucre, plus particulièrement en fin d'après midi.

Catherine apprécie cette explication et se reconnaît dans tous les symptômes correspondant à un manque de sérotonine. Nous lui expliquons d'où vient le tryptophane dans notre alimentation et nous tentons une première proposition :

– Sur le plan alimentaire, pour éviter le sucre, il faut du sucré ! Mais attention, ce qu'il faut privilégier c'est la lenteur des sucres, notamment en associant les céréales et les légumineuses.

Commençons par instaurer les protéines le matin et le midi, limitons les produits laitiers à deux par jour, favorisons les glucides à partir de 17h (fruits, fruits secs) et organisons un dîner « sucres lents ».

Cette chronologie alimentaire lui convient.

Afin d'optimiser les effets de son nouveau programme, nous le complétons par un nouveau produit diététique, à prendre tous les mois, choisi pour sa richesse en tryptophane et qui donne d'excellents résultats dans les troubles de l'humeur.

Une étude d'observation, réalisée par un groupe de médecins experts de l'IEDM, a évalué les effets d'un produit diététique riche en tryptophane (Ceroline) sur les troubles de l'humeur, en relation avec un déficit fonctionnel en sérotonine, sur 500 patientes présentant les troubles suivants :*

- Irritabilité, impatience, vulnérabilité au stress.
- Difficultés au sevrage tabagique.
- Difficultés à l'endormissement.
- Grignotages et compulsions sucrées.

> *Avec un score S (sérotonine) de départ à 19/30 en moyenne, après 15 jours d'utilisation de ce produit le score S moyen est de 11/30.*
> *L'indice de satisfaction des patientes est de 7/10 en moyenne.*

Nous complétons notre protocole de micronutrition par un mélange d'acides gras polyinsaturés (oméga 6 + oméga 3), et un conseil en assaisonnement, à base d'huile d'olive et de colza. Elle ne manque pas de me rappeler qu'elle avait tout faux, puisque pour éviter de prendre du poids, elle avait pris l'habitude de se priver des huiles d'assaisonnement. J'en profite pour lui montrer, à l'aide d'un schéma, que l'adipocyte (cellule de réserve pour la graisse) doit être riche en AGPI (oméga 6 + oméga 3) pour bien se vider.

Je lui rappelle ce travail scientifique étonnant :

Deux groupes de patients ont été nourris pendant trois semaines, avec le même régime, le même pourcentage de lipides (graisses) dans la ration, avec une seule différence : Dans un groupe, 6 grammes d'oméga 3 ont remplacé 6 grammes d'acides gras saturés. Au bout des six semaines, le groupe oméga 3 avait perdu 600 grammes de masse grasse.

Catherine paraît convaincue de nos propositions et nous convenons de nous revoir un mois plus tard.

À la consultation suivante, elle me confie les questionnaires qu'elle vient de remplir dans la salle d'attente. Son air complice traduit une réelle satisfaction.

Nous prenons le temps d'étudier attentivement ses résultats : son score de sérotonine est passé de 19 à 9, et son score DDM a perdu 8 points. Je lui demande ses appréciations :

– Zen, me dit-elle. Je me sens apaisée, j'ai pris du recul devant les évènements et je m'énerve beaucoup moins. De plus, alors que j'ai l'impression de manger plus que d'habitude, j'ai perdu plus d'un kilo et, surtout, je me sens dégonflée.

Nous faisons le point sur chacun des symptômes perturbé au départ, et nous envisageons un programme d'entretien pour les deux mois à venir. Nous choisissons les clés de la pyramide sur lesquelles nous allons nous concentrer pendant cette période, afin de pérenniser à long terme les résultats et les nouvelles habitudes !

♦ *Cas n° 3 : Marc, 58 ans, VRP, bon vivant… : « L'an dernier j'ai fait un infarctus, j'ai un peu de cholestérol et des triglycérides, je prends bien mes médicaments, mais mes bilans sont toujours mauvais… En plus, je me sens de plus en plus fatigué… »*

Marc est un homme trapu. Il mesure 1m 75 pour 102 kilos, mais c'est du costaud. Court en jambes, très corpulent du haut du corps, et en particulier, au niveau du bas ventre. Son visage exprime une belle énergie, mais aussi de la nervosité, cachant une certaine inquiétude. Il est accompagné de Stéphanie, sa femme, plutôt discrète et chaleureuse qui semble encore plus angoissée que lui.

À la question : « Quel est le motif de votre consultation ? », c'est Stéphanie qui intervient.

– Il nous a fait très peur…, dit-elle.

– Ah bon ? dis-je, en regardant Marc.

Celui ci sourit, en jetant un regard amusé vers sa femme, et me lance :

– Bon, et bien c'est vrai, j'ai bien failli y rester… mais ça va mieux maintenant, mis à part que je n'arrive pas à faire baisser les chiffres.

Dès le premier contact, Marc nous apparaît comme un homme au caractère bien trempé : la bonhomie épicurienne du philosophe qui ne tarde pourtant pas à prendre des décisions, vite fait, bien fait. Un interrogatoire précis sur son histoire cardio-vasculaire, accompagné d'un examen attentif de ses bilans biologiques nous permettent de comprendre la situation: Marc présente un terrain à risque très important, autant sur le plan cardio-vasculaire que sur le plan diabétique. Il souffre de ce que l'on appelle un syndrome poly métabolique.

Le syndrome poly-métabolique:
ATTENTION DANGER!

Cette appellation regroupe plusieurs perturbations:

1) Une mauvaise tolérance au glucose: *théoriquement, cela se manifeste par une glycémie à jeun supérieure ou égale à 1,10g/litre, mais en fait les troubles liés au sucre sont beaucoup plus précoces (on appelle cette situation l'insulinorésistance).*

2) Associée à deux des signes suivants:
- *une obésité abdominale.*
- *des triglycérides élevés dans le sang.*
- *Un taux de bon cholestérol (HDL cholestérol) abaissé.*
- *Une hypertension.*

Cette situation est fréquente puisque plus de la moitié des hommes après 50 ans y sont confrontés. Pendant longtemps, on a systématiquement attribué ces troubles à des effets secondaires liés au surpoids.
Aujourd'hui, le diagnostic a évolué: l'adiposité abdominale favorise cette situation mais n'est pas seule responsable. Les véritables causes sont multiples. Ce qui est certain, c'est que certaines personnes ont une sensibilité moins bonne à l'insuline.

Les prédispositions génétiques jouent un rôle, le mode alimentaire défectueux et l'insuffisance d'activité physique également.

Ces facteurs facilitent l'installation du syndrome poly métabolique, qui multiplie par 3 le risque d'avoir un accident cardio-vasculaire et par 10 celui de développer un diabète.

Chez Marc, les quelques conseils diététiques prescrits jusqu'à maintenant sont largement insuffisants. Il avoue lui-même ne pas s'être senti motivé pour mettre en place un programme de perte de poids et reprendre une activité physique. Marc ne voit pas comment il pourrait concilier sa vie professionnelle avec un programme sportif et diététique. Il déjeune au restaurant pratiquement tous les jours et n'est pas du genre à grignoter, ayant si longtemps festoyé par le passé !

Devant son scepticisme, j'entre dans le vif du sujet par un tonitruant :

– Marc, j'ai une bonne nouvelle pour vous !

– Ah bon, habituellement, les toubibs annoncent plutôt les mauvaises nouvelles, répond Marc.

– Vous le savez, si vous avez eu cet accident cardiaque, c'est que vous présentez un terrain à risque… Ce terrain là est mieux connu aujourd'hui, et surtout, on sait comment le traiter !... Si ça vous intéresse, je vous en parle.

– OK doc, je vous écoute !

– Voilà, on envisage, de manière durable, une nouvelle façon de se nourrir : il ne s'agit pas d'un régime, mais de prolonger la façon dont on mange l'été quand on est au bord de la Méditerranée. À côté de cela, on programme une reprise progressive de l'activité physique, pour le plaisir, et pas forcément pour la compétition, mais pas dans l'immédiat.

Les yeux de Marc s'éclairent, il regarde sa femme qui lui confirme son approbation par un signe de la tête :

– Tope là ! me dit-il, en me tendant la main. Je suis d'accord, et puis, j'ai pas envie de finir comme mon père à soixante ans. À la suite d'un accident vasculaire cérébral, il est resté à moitié paralysé le reste de sa vie.

Nous fixons les objectifs avec Marc et sa femme : nous considérerons ensemble que nous sommes sortis d'affaire dans deux ans. Si à cette date nos bilans sont satisfaisants et nos nouvelles habitudes acquises, nous nous contenterons d'un entretien annuel.

Pour débuter, nous avons échelonné trois

échéances précises, correspondant à trois paliers qu'il est important de respecter. La réussite d'un palier ne garantit pas le succès terminal mais vouloir brûler les étapes est synonyme d'échec programmé.

Le premier palier comprend trois éléments :

- Mise en place des premières clés de la pyramide méditerranéenne d'inspiration crétoise.
- Programme de complémentation avec des oméga 3, des antioxydants et des modulateurs d'insuline à base de chrome.
- Premier programme d'activité physique.

Nous insisterons sur ces éléments tant qu'ils n'auront pas été intégrés avant même d'aborder la seconde phase. Ensuite, nous utilisons les autres clés du modèle crétois, tout en poursuivant le programme de complémentation micronutritionnelle pendant deux mois. Enfin, nous consolidons la régularité des activités physiques.

Le troisième palier est envisagé au bout de trois mois, pour les cas les plus favorables. À ce stade, un bilan biologique du syndrome poly métabolique est pratiqué. Le suivi des conseils des deux premiers paliers se traduit régulièrement par une amélioration des marqueurs biologiques qui constitue un excellent outil de motivation.

Cette troisième phase du programme a pour objectif de consolider les nouvelles habitudes alimentaires du patient. En ce qui concerne la personnalité de Marc, il aime faire la cuisine. On utilisera donc ses compétences pour l'impliquer davantage dans les décisions concernant l'alimentation familiale.

Quant à la durée de la complémentation, elle dépendra de l'évolution des signes du syndrome poly métabolique : il sera prudent de maintenir un soutien nutritionnel en antioxydants et oméga 3.

L'exposé des objectifs en paliers semble convenir à Marc. Nous lui proposons d'affiner son bilan biologique par trois éléments extrêmement intéressants pour suivre l'efficacité du programme en diététique et en micronutrition :

1. Le dosage urinaire du rapport sodium/potassium, qui permet d'avoir un reflet direct de la « qualité alimentaire ».
2. Un test du pouvoir antioxydant global de l'individu (test KrL).
3. Un statut des acides gras plasmatiques qui nous permet d'évaluer l'impact des graisses consommées, et notamment, le bon équilibre entre les acides gras polyinsaturés oméga 6 et oméga 3.

Marc est d'accord pour réaliser ces bilans biologiques supplémentaires, bien qu'ils ne soient pas remboursés par la sécurité sociale. Il s'engage à démarrer son programme, sans plus tarder.

Son exemple montre que dans le domaine de la prévention cardio-vasculaire et du diabète, il ne faut pas se leurrer. Les recommandations en matière de prise en charge médicale du syndrome poly métabolique sont ultra simples sur le papier : « il suffit » de perdre l'équivalent de 5 à 10% de son poids et d'associer une activité physique correspondant à un supplément d'une demi-heure d'activité physique par jour.

En réalité, les personnes sujettes à cette affection sont le plus souvent réfractaires à la contrainte et très actives dans de nombreux domaines. Elles apprécient la bonne cuisine et sont capables « d'assumer» les risques de leurs habitudes néfastes. Pour les aider à trouver *leurs* solutions, il faut beaucoup de patience, leur donner des outils pour s'approprier les apprentissages, et pratiquer avec elles et leur environnement familial, un accompagnement au changement.

Si les responsables de la santé ne privilégient pas l'approche individualisée de ces problèmes difficiles, les campagnes d'information et de sensibilisation n'auront satisfait que notre bonne conscience.

♦ *Cas n° 4: Sarah, 48 ans, secrétaire, 3 enfants:*

« Les bouffées de chaleur ont commencé depuis 1 an, je n'ai plus mes règles ; on est plutôt fragiles des os dans la famille. Faut-il absolument que je prenne des hormones, cela me fait peur... ».

Cette femme menue à l'apparence fragile se présente donc à mon cabinet. Timide, discrète, le regard doux et affectueux, elle semble presque gênée de déranger.

Elle m'explique son problème:

– Depuis un an, je n'ai plus mes règles, j'ai quelques bouffées de chaleur, mais ce qui me dérange le plus, c'est d'avoir, comme maman, les os fragiles. Ces dernières années, j'ai beaucoup maigri, je pèse 45 kilos pour 1,67m et je crois bien avoir perdu cinq centimètres au niveau de la taille. Cela m'inquiète, je ne me sens pas en forme...

– Est-ce votre ligne qui vous soucie et vous pousse à moins manger ou une baisse d'appétit ? lui répondis-je, afin de mieux comprendre le problème.

– J'ai toujours surveillé mon poids, les régimes, ça me connaît! À dix ans, j'étais un peu boulotte, j'aimais bien le sucre et comme je n'arrivais pas à maigrir, vers l'âge de quinze ans, j'ai arrêté de manger. Cela a duré un an et demi et depuis, je suis toujours resté un peu maigre. J'ai eu du mal à être réglée mais tout est rentré dans l'ordre après l'âge de vingt ans. Ensuite, les enfants sont arrivés, de manière très rapprochée, ce qui m'a beaucoup fatiguée mais j'ai tenu le coup. C'est vrai qu'au niveau alimentaire, j'ai un appétit d'oiseau, mais ça ne m'empêche pas d'avoir de la cellulite... Je déteste la viande mais par contre, je ne manque pas de calcium car je mange beaucoup de fromages et de yaourts. »

Grâce à ces informations et celles relevées par nos questionnaires, on peut faire un premier point avec Sarah. Elle a raison de s'inquiéter car elle est candidate à l'ostéoporose précoce :

1. Son terrain génétique n'est pas favorable: sa mère a présenté avant elle une ostéoporose grave avec fractures et opération du col du fémur.
2. L'installation de son pic de masse osseuse à l'adolescence a dû souffrir de sa période anorexique, retentissant probablement sur l'activité hormonale souhaitable.
3. Son alimentation n'est pas favorable. Elle est insuffisante, souvent déficiente (périodes de régimes), peu protéinée, avec un apport en calcium fourni essentiellement par le fromage. Or, par rapport aux autres produits laitiers, le fromage a un effet acidifiant sur l'organisme, ce qui favorise la fuite du calcium dans les urines.

Devant ce constat, nous proposons un bilan d'ostéoporose ainsi qu'une nutrition préventive. Sarah est motivée et accepte de nous faire confiance.

Au menu:

- Une ostéodensitométrie (densité minérale osseuse: D.M.O.)
- Un dosage de vitamine D sanguine
- Un dosage urinaire du rapport Na+/K+
- Un pouvoir antioxydant global .

Nous demandons à Sarah, la semaine qui suit, de nous faire un suivi de sa pyramide alimentaire. Une quinzaine de jours plus tard, le bilan est éloquent:

- Le T Score de sa D.M.O revient à – 1,80 (le T Score est l'indice de référence pour identifier les pertes osseuses) ; ce qui correspond à une «ostéopénie» , un stade annonciateur de l'ostéoporose (- 2,5 à la D.M.O; les valeurs normales étant supérieures à –1).
- La vitamine D sanguine est à 20, ce qui est beaucoup trop faible.
- Le rapport urinaire Na+/K+ est autour de 2, ce qui est trop important.
- Le pouvoir antioxydant global est très limite et sa protection antioxydante est insuffisante.

L'examen de sa pyramide alimentaire de la semaine confirme une insuffisance en fruits et légumes, une absence de légumineuses et la présence de trois portions de fromages par jour. De plus, aucune boisson minérale n'apparaît dans son relevé.

Afin de pour pouvoir travailler sur « sa pyramide osseuse », celle-ci doit être orientée autour de la pyramide d'inspiration crétoise.

Une pyramide pour solidifier les os...

Deux causes encore trop méconnues contribuent à favoriser l'ostéoporose : l'excès de sel, sous la forme de chlorure de sodium et une alimentation trop acidifiante pour l'organisme. Hélas, le sel a pénétré l'alimentation moderne de manière très excessive, et ce, au détriment du potassium. Sodium et potassium sont en concurrence et l'alimentation-santé doit s'efforcer de favoriser les apports en potassium (fruits et légumes).
Les aliments sont capables d'influencer l'équilibre acido-basique de l'organisme.
Le potentiel acidifiant ou alcalinisant d'un aliment est calculé par un indice, le P.R.A.L (Potential Renal Acid Load) ; ce PRAL se calcule pour un aliment selon la formule :

PRAL = (Cl+P+SO4) - (Na+K+Ca+Mg).

Cl : chlore ; P : phosphore ; SO4 : sulfates ; Na : sodium ; Ca : calcium ; Mg : magnésium.

Tous les aliments bénéficient d'un pouvoir acidifiant, neutre ou alcalinisant sur l'organisme. Le pouvoir acidifiant ne doit pas être confondu avec la saveur acide ; ainsi tous les fruits et légumes ont un pouvoir alcalinisant bien que certains aient une saveur acide (citron).
Du côté des aliments alcalinants : les fruits et légumes sont à privilégier.
Du côté des aliments acidifiants : les fromages à pâte dure et les viandes rouges sont à consommer avec modération.
Une pyramide pour solidifier les os ressemble à s'y méprendre à une pyramide méditerranéenne d'inspiration Crétoise :

- *Une base riche en fruits et légumes.*
- *Un étage de produits céréaliers favorisant les légumineuses (lentilles, pois chiches, haricots...).*
- *Des produits fermentés ou fromages à pâte molle*
- *Du poisson, des volailles de la viande blanche pour les protéines animales.*
- *Des boissons riches en calcium.*
- *Un assaisonnement en huiles apportant des acides gras oméga 3 et oméga 6 équilibrés (2 cuillerées à soupe par jour du mélange olive-colza d'origine biologique et de 1ère pression à froid.*

À côté de son programme alimentaire, nous proposons à Sarah de commencer une cure de nutrition préventive pour l'ostéopénie, avec un nouveau produit diététique, pendant trois mois. Pour l'ostéoporose, cette cure est conseillée pour six mois.

Une fois le protocole établi, Sarah fera l'objet d'un suivi chaque semestre au début, puis tous les ans, où les bilans seront renouvelés, afin de juger de l'évolution de la situation.

Néanmoins, la vigilance s'impose puisqu'un programme de nutrition préventive de l'ostéoporose s'installe pour le reste de la vie.

♦ *Cas n° 5 : Pascal, 42 ans, instituteur :*
« J'ai toujours eu les intestins fragiles, le médecin m'a dit que j'étais colopathe et que cela venait du stress. De plus, je suis toujours enrhumé et j'ai souvent mal aux articulations. »

Pascal a belle allure, il est grand, mince et élancé, le teint légèrement pâle et des lèvres minces, traduisant le sens de l'organisation et une certaine discipline. Son visage, un peu émacié, semble préoccupé. Sur ses genoux, un dossier bien épais, soigneusement étiqueté, accompagne un rouleau de radiographies, emballé dans un plastique assorti de scratches amovibles.

J'observe que les questionnaires sont impeccablement bien remplis, avec quelques annotations précises, écrites à l'aide d'un stylo très fin.

– Je pense que tout y est et je vous remercie de m'avoir donné autant de précisions…

Son visage s'éclaircit, il semble satisfait. La lecture conjointe des deux premiers questionnaires de Pascal ressemble à une caricature du syndrome de perméabilité intestinale.

– Je pense que nous allons pouvoir vous aider, faites-moi le point précis des traitements que vous avez pris, et dites-moi les bienfaits que vous en avez tirés.

De son précieux dossier, il sort une chemise fine sur laquelle je peux lire: ORDONNANCES. L'ensemble des traitements prescrits concerne la plupart des médicaments antispasmodiques des colopathies fonctionnelles disponibles sur le marché, et parfois, un anxiolytique s'ajoute à la liste. Pour Pascal, ces traitements n'ont eu qu'une efficacité temporaire et il a le sentiment que personne n'a trouvé la véritable cause de ses maux.

– À propos des bilans, qu'en est-il?

En me déroulant l'ensemble de ses radios, Pascal me précise qu'en plus de la radio du colon, il a subi également une fibroscopie du colon ainsi qu'une de l'estomac. À chaque fois, le diagnostic s'est soldé par une colopathie fonctionnelle.

Je me hasarde alors à lui poser une question:
– Pascal, êtes-vous satisfait de ces diagnostics? J'ai bien une idée, mais vous, qu'en pensez-vous?
– J'ai l'impression que je tolère de moins en moins ce que je mange, et que ça se répercute partout maintenant!
– Mon cher Pascal, je ne suis pas loin de penser comme vous, et si vous le voulez bien, je vais vous faire part de mes hypothèses.

Pour faciliter la démonstration et la compréhension des choses, je choisis d'utiliser l'outil de « coaching nutritionnel » consacré à l'intestin, et un schéma de l'écosystème intestinal. À la suite de ces explications, nous lui proposons de mettre en place un programme de micronutrition, destiné à améliorer toutes les situations ayant tendance à provoquer une hyper perméabilité intestinale.

Ce programme associe :

- des protéines riches en glutamine et arginine.
- des probiotiques
- des fibres prébiotiques (ce qui améliore la bonne flore intestinale)
- du zinc et des flavonoïdes à base de thé vert.

Ce conseil aboutit à 60% d'amélioration des symptômes au bout d'un mois seulement, et doit être reconduit pendant au moins trois mois et parfois plus, si les symptômes initiaux sont intenses. Côté alimentaire, il va falloir faire preuve de prudence. On applique le principe du modèle « d'épargne digestive», en structurant autour d'une pyramide diversifiée et équilibrée sur le plan nutritionnel, une alimentation bannissant les aliments suspectés d'être mal tolérés :

- Portions des produits laitiers : Deux par jour au maximum, à choisir entre produits laitiers fermentés et fromages (chèvre, brebis).
- Portions de produits céréaliers : Limiter à une portion les produits à base de blé, en favorisant le riz et le quinoa. Si possible, introduire des légumineuses.

Pascal apprécie la simplicité de ce programme. Nous avons échelonné les prochains rendez-vous à un mois et trois mois, en lui demandant de nous noter minutieusement toutes ses observations. Au bout d'un mois, et seulement en cas d'amélioration, nous proposerons une prise en charge neuropsychologique en commençant par des techniques de relaxation et en poursuivant, si la confiance est là, par une approche neuro-cognitive.

♦ *Cas n° 6 : Yolanda, 40 ans, commerçante, 2 enfants : « Depuis mes grossesses, j'ai pris du poids. En 15 ans, j'ai fait tellement de régimes que j'ai dû perdre au moins 100 kilos en tout. Pourtant, aujourd'hui, j'ai 25 kilos de plus qu'à 20 ans. Mes copines se moquent de moi, elles m'appellent yo-yo. »*

Yolanda a une pêche d'enfer. Elle entre dans le cabinet d'un pas décidé, vêtue d'un caleçon et d'un sweat qui lui donnent un look d'animatrice de colonie de vacances. En venant la chercher dans la salle d'attente, j'avais attendu une trentaine de secondes qu'elle termine de distribuer, aux trois personnes présentes, les prospectus de la chorale qu'elle anime à la maison de quartiers.

Me surprenant en train de l'écouter, elle s'arrête et me dit dans un éclat de rire :

– C'est peut-être à moi ?

– C'est comme vous voulez mais moi je suis prêt, lui dis-je.

Après avoir salué ses futurs adhérents, elle se lève énergiquement et m'accompagne jusqu'à mon cabinet.

Yolanda me raconte ainsi son parcours :

« J'ai vécu dans une famille nombreuse où la notion de solidarité et de convivialité avait un sens. J'ai toujours été ronde, mais jusqu'au mariage cela ne me dérangeait pas. À vingt ans, j'ai épousé Miguel, un ami d'enfance qui faisait les quatre cents coups pendant que je jouais de la musique et que je chantais dans une chorale. Après notre mariage, nous avons racheté une petite poissonnerie, bien décidés à nous lancer dans le commerce.

Très motivés tous les deux, l'affaire démarre bien mais je tombe rapidement enceinte de mon premier et Miguel, qui s'était assagi, revoit ses copains et recommence à faire la fête ! J'avais quand même pris vingt kilos à ma première grossesse et impossible de perdre les huit derniers, une vraie catastrophe ! Mais le travail ne manque pas et je continue comme ça, avec un Miguel bien moins performant.

C'est après le second que les choses se sont gâtées. J'étais très fatiguée et je manquais de fer. J'ai commencé à déprimer. Question poids, même topo : vingt kilos pendant la grossesse et seulement dix de perdus. Faites le calcul, en deux ans, j'avais pris dix-huit kilos !

Avec Miguel, il y a plus de bas que de hauts et, à vingt-cinq ans, j'ai l'impression d'avoir tout à charge. Heureusement, il y a le chant et la chorale, cela m'aide à tenir.

À partir de cette période-là, j'ai commencé la saga des régimes. Sentant que Miguel me trouvait moins désirable, je voulais maigrir. Je crois bien les avoir tous essayés : Scarsdale, Montignac, Demis Roussos et tous les autres à la une des magazines ! Quelques consultations médicales m'ont également suggéré des solutions, mais pour moi, ça n'allait pas assez vite et ce n'était pas très efficace.

Résultat des courses: en dix ans, j'ai perdu plus de cent kilos et aujourd'hui, j'ai quand même vingt-cinq kilos de plus qu'à vingt ans!»

Son bilan biologique est tout à fait correct et ses antécédents sont plutôt rassurants. De toute son histoire et des questionnaires qu'elle nous a remplis, on peut résumer les choses de la manière suivante:

- Yolanda a une alimentation déséquilibrée depuis vingt ans.
- À force de régimes, elle a creusé ses déficits.
- Elle est très fatiguée car elle manque de fer, de sérotonine dans son cerveau, de vitamines, d'oligo-éléments et d'acides gras polyinsaturés.

Par contre, Yolanda dispose d'une énergie phénoménale ce qui lui permet de maintenir le cap. L'important pour elle, ce sont les autres: elle est l'altruiste parfaite. Pour autant, elle se demande comment elle va pouvoir continuer à ce rythme et si ce n'est pas le moment de poser les valises et de recharger la machine! Son poids actuel est de 90 kilos pour 1,65 m. Yolanda serait satisfaite de descendre à 70 mais elle n'est pas très pressée. Ca tombe bien, d'autant plus qu'elle a conscience de manquer d'énergie pour assumer ses contraintes et ses passions.

Nous allons renforcer ses motivations : nous lui proposons de la préparer comme une athlète, pour une grande compétition. Sa compétition à elle, c'est son commerce, sa maison, ses enfants, son mari et son association de chant. Nous établissons alors une liste des objectifs à atteindre pour pouvoir satisfaire toutes ses missions.

Nous insistons sur le modèle des neuromédiateurs, indispensables pour faire fonctionner son cerveau :

- Il lui faut de la dopamine : c'est le starter du matin.
- Il lui faut de la noradrénaline : c'est l'accélérateur pour la journée.
- Il lui faut de la sérotonine : c'est le frein pour éviter les obstacles.

Selon son questionnaire fonctionnel de l'humeur, on note un score de 15 pour la dopamine, 11 pour la noradrénaline et 16 pour la sérotonine.

Yolanda comprend bien qu'elle n'est pas au top pour faire marcher son moteur de l'action. En plus, son score fonctionnel traduit une grande fatigue, une mauvaise circulation et une qualité de peau à améliorer. Pour remettre les compteurs à niveau, nous lui prescrivons une alimentation légèrement hypocalorique en respectant la chronologie alimentaire favorable à la sérotonine.

Nous complétons ce programme à suivre pendant un mois par :

- Un complexe de multivitamines naturelles associé à l'ensemble des oligoéléments et des minéraux nécessaires.
- Une complémentation en oméga 6 et oméga 3.
- Un complexe de micropeptides (petites chaînes de 2 à 3 acides aminés obtenues par hydrolyse de protéines) riches en tryptophane.

À la consultation suivante, Yolanda a déjà bien meilleure mine. Elle est heureuse de ses deux kilos perdus sans avoir suivi de vrai régime, mais surtout, elle se sent beaucoup mieux. Le contrôle de son DNS nous le prouve : dopamine 8, noradrénaline 6, sérotonine 10. La fatigue s'améliore et sa peau s'affine.

Après le maintien de ce programme sur deux mois, Yolanda se sent vraiment très bien, ses scores se sont encore améliorés, elle a perdu cinq kilos en tout !

On peut faire un premier bilan:50% des objectifs sont atteints.

- Et si maintenant, on essayait de perdre un peu plus de poids, je crois que je suis vraiment prête aujourd'hui, me dit-elle, enthousiaste.

Yolanda, le visage aminci et lumineux, éclairé par le maquillage mettant en valeur ses yeux clairs, est prête à travailler sereinement sur son problème de poids. Ces trois mois de micro-nutrition lui ont permis de retrouver un équilibre nutritionnel satisfaisant et l'envie de s'occuper à nouveau d'elle.

L'histoire de Yolanda ressemble à celle de beaucoup de personnes en difficulté avec leur poids. L'examen attentif de leur état de santé montre que l'organisme ne fonctionne pas de manière suffisante et leurs symptômes ne sont donc pas étrangers au surpoids.

Et si on se mettait à raisonner dans le bon sens ? Et si l'excès de poids ne représentait que le symptôme le plus voyant, résultant d'un ensemble complexe de perturbations au niveau de l'organisme? À partir de cette hypothèse, la meilleure stratégie est-elle de perdre du poids en restreignant les apports alimentaires ?

À court terme, c'est certain, et cela contente tout le monde.

Mais à moyen et long terme, l'expérience des médecins formés à la micronutrition démontre que la restauration fonctionnelle, grâce à la complémentation individualisée, est le meilleur garant du succès.

♦ *Cas n° 7 : Alice, 52 ans, vendeuse :*
« J'ai la peau de plus en plus sèche, je perds mes cheveux, mes ongles se cassent facilement. On m'a dit que je manquais de vitamines. »

Alice évolue dans l'univers du prêt-à-porter féminin. Sa boutique est à son image : élégante et peu conventionnelle. Très soucieuse de son apparence physique, cette jolie femme à la tenue vestimentaire aussi originale que soignée s'attarde devant une reproduction d'une lithographie de Dali, fixée dans le couloir menant à mon cabinet. Revenant tout juste de Cadaques, elle me raconte avec passion la visite du musée Dali, son goût prononcé pour la peinture. Alice prend place, face à moi, tout en inspectant discrètement l'organisation de mon bureau.

– C'est bien rangé chez vous, me dit-elle d'un air visiblement amusé.
– Je ne sais pas si vous seriez aussi admirative en fin d'après-midi…

Ma réponse a l'air de la soulager. Alice me raconte alors ses soucis :

– Je suis une grande voyageuse, j'ai besoin de relationnel, de partager mes passions, de m'investir dans le travail. Ces dernières années, ce rythme effréné me convenait bien, même la ménopause n'a pas eu d'incidence sur moi. Pas de bouffées de chaleur et pas de prise de poids, le bonheur ! Il faut dire que je suis très bien suivie par mon gynéco.

Par contre, ma peau se dessèche, et je trouve mes cheveux ternes, sans volume. La qualité de mes ongles s'est détériorée, ils sont devenus fragiles et cassants.

Au-delà de ces symptômes, ses questionnaires mentionnent une fragilité digestive, quelques difficultés d'attention et de concentration, et des problèmes microcirculatoires. De temps en temps, elle se plaint de rétention d'eau.

La construction de sa pyramide alimentaire est instructive :

1. La base est très fragile:Deux portions de fruits et légumes par jour et deux portions de produits céréaliers raffinés (pâtes, pain blanc...).
2. Elle n'aime pas le poisson, et comme les crudités et les salades ne font pas partie de son menu quotidien, elle ne consomme que rarement des huiles d'assaisonnement : un peu d'huile d'olive mais pas trop, à cause de sa ligne !
3. Aucune consommation d'oléagineux (amandes, noisettes...), toujours pour garder la ligne.
4. Chaque jour, deux portions de sucreries.

Nous proposons donc à Alice de rétablir sa pyramide en deux points :

- Renforcer la base en favorisant la variété ainsi que l'introduction de produits à forte densité nutritionnelle: cinq fruits et légumes par jour et deux produits céréaliers non raffinés, en plus de ses habitudes.

- Profiter d'une crudité et d'une salade supplémentaire chaque jour pour introduire en assaisonnement, deux cuillérées à soupe d'un mélange olive-colza biologique, de première pression à froid.

Nous lui proposons également en programme de complémentation micronutritionnelle:

- Le complexe antioxydant contenant des éléments favorables à la protection cutanée.
- Une complémentation en huile de bourrache, riche en GLA (acide gamma linoléique, de la série Oméga 6). Cet acide gras est particulièrement abondant dans les membranes cellulaires au niveau de la peau (environ 70%).
- Enfin, un complément probiotique destiné à favoriser une meilleure digestion.

Ce programme, prévu pour un mois sera probablement renouvelé pendant un trimestre. Un mois plus tard, Alice est toujours aussi élégante et déjà son visage et sa chevelure brillent d'un nouvel éclat.

– Je suis ravie, me dit-elle, d'autant que je me sens déjà beaucoup mieux au niveau circulatoire.

Les différents tests se sont bien améliorés et nous faisons le point sur sa pyramide : la précédente ressemblait plutôt à une fusée et celle-ci a sensiblement changé. La base s'est élargie : trois portions de produits céréaliers, et quatre fruits et légumes. En ce qui concerne les huiles d'assaisonnement, finalement c'est facile et Alice trouve cela délicieux. Curieusement, elle a l'impression de manger plus et pourtant elle a perdu un kilo, sans doute la diminution des sucreries !

Pour Alice, comme pour de nombreuses patientes suivies en micronutrition, la satisfaction rapide ressentie grâce à la complémentation micronutritionnelle s'avère très motivante pour modifier les habitudes alimentaires qui posent problème.

QUATRIÈME PARTIE

TESTEZ-VOUS !

Nous venons de partager quelques évènements de la vie de Blandine, Catherine, Marc, Sarah, Pascal, Yolanda et Alice. Ces tranches de vie illustrent bien la diversité des soucis de santé, pas si banals que cela, pouvant être améliorés par une prise en charge en micronutrition.

À présent, il nous paraît opportun de nous occuper un peu de vous, puisque vous nous faites l'honneur de parcourir ce livre. Ceci va vous donner l'occasion de vous familiariser avec quelques outils quotidiennement utilisés par les médecins qui pratiquent la micro-nutrition.

PREMIER TEST : les groupes à risques

La première chose qui nous intéresse est de savoir si vous appartenez à ce que l'on appelle un groupe à risque de déficit micronutritionnel. Ce premier test n'a pas de valeur absolue, il permet juste de souligner de possibles carences ou de probables déficits.

À vos crayons, remplissez le premier test, en suivant les instructions suivantes :

Faites-vous partie d'un groupe considéré à risque de déficit(s) ?
Mettre une croix dans le rond pour chaque réponse positive.

1- Je suis une femme : ◯

2- Je suis enceinte : ◯

3- J'ai moins de 18 ans : ◯

4- J'ai plus de 55 ans : ◯

5- Je fais du sport plus d'une heure par jour : ◯

6- Je prends un traitement avec des médicaments : ◯

7- Je prends la pilule comme moyen contraceptif: ○

8- Je porte un stérilet: ○

9- Je fais régulièrement des régimes: ○

10- Je consomme régulièrement de alcool: ○
(tous les jours plus de 2 verres de vin/jour pour une femme)
(tous les jours plus de 3 verres de vin/jour pour un homme)

11-Je suis fumeur(se): ○

12- Je suis végétarien(ne) ou végétalien(ne): ○

NOMBRE DE CROIX =

Commentaires:

Pour savoir, si vous avez un risque de déficit:

- Moins de 3 croix: Petit risque
- De 3 à 6 croix: Risque moyen
- Plus de 6 croix: Risque important

DEUXIEME TEST : Quelle est la probabilité que je présente un déficit micronutritionnel ?

Vous savez à présent si vous faites partie ou non d'une population à risque de déficit.

Maintenant, nous vous proposons notre questionnaire de D.D.M (Dépistage de Déficit Micronutritionnel) dans sa version simplifiée. Cela va nous permettre de connaître avec vous l'impact de votre alimentation sur votre organisme.

Ce questionnaire de DDM comprend huit rubriques, illustrées chacune par une question.

À chaque question vous avez quatre réponses possibles :

1° Vous ne présentez pas ce trouble fonctionnel : le score est de 0 point.

2° Vous présentez ce trouble de manière occasionnelle : le score est de 1 point.

3° Vous présentez ce trouble de manière répétitive : le score est de 2 points.

4° Vous présentez ce trouble de manière permanente : le score est de 3 points.

En ce qui concerne la rubrique D (CUTANE), nous vous proposons trois signes : peau sèche, chute de cheveux, ongles cassants.

Vous compterez 1 point en cas de présence d'un signe, 2 points si vous présentez 2 signes, et 3 points si présence de 3 signes.

ÉTUDIEZ VOTRE SCORE DDM, si vous le souhaitez…

Signe d'appel	QUESTIONS	
1-Digestif	Êtes vous dérangé(e) sur le plan digestif ? occas : 1 à 3/an - rep : 1 par mois – perm : 1/sem	
2-Infectieux	Êtes vous ennuyés par les infections occas : 1/an – rep : 3 à 4/an – perm : TLJ	
3-Musculo-squelettique	Souffrez-vous des articulations, du dos, des muscles ? occas : 1/an – rep : 1/mois – perm : TLJ	
4-Cutané	Avez vous un problème : de peau sèche (1 pt) de chute de cheveux (1pt) d'ongles cassants (1 pt)	
5-Psycho-fonctionnel	Avez vous des problèmes de sommeil ? Êtes vous anxieux(se) ? stressé(e) ? Vous sentez-vous déprimé(e) ?	
6-Asthénie	Vous sentez-vous fatigué(e) ? occas : 1/an – rep : 1/mois – perm : TLJ	
7-Equilibre alimentaire	Êtes vous préoccupé(e) par votre alimentation ? Faites-vous des régimes ? Avez vous l'habitude de grignoter ?	
8-Appareil circulatoire	Avez- vous les jambes lourdes, de l'œdème, les seins tendus (pour les femmes), des fourmillements ?	
	TOTAL	

Cotation : occasionnel : 1pt, répétitif : 2 pts, permanent : 3pts.	**D**épistage de **D**éficit **M**icronutritionnel (Version simplifiée : document I.E.D.M)

INTERPRÉTATION DE VOS RÉSULTATS :

1- Étude du score total :

De 0 à 4 points : Risque de déficit fonctionnel MINEUR

De 5 à 9 points : Risque de déficit fonctionnel MOYEN

De 10 à 14 points : Risque de déficit fonctionnel IMPORTANT

15 points et plus : Risque de déficit fonctionnel TRÈS IMPORTANT

Nous considérons qu'au dessus d'un score de 10, il sera utile de consulter un médecin compétent en micronutrition. (Voir coordonnées I.E.D.M en fin de livre).

Vous pourrez avec lui évaluer votre profil nutritionnel complet et être conseillé(e) sur le plan alimentaire et complémentaire.

2- Analyse de quelques tableaux fréquents et remarquables :

(Trois exemples)

Nous considérons que le D.D.M est le reflet fonctionnel de l'impact de votre alimentation sur votre organisme.

♦ Si vous présentez les séquences suivantes :

- (Score C = 2 ou 3) + (Score D = 2 ou 3) + (Score E = 2 ou 3)
- (Score C = 2 ou 3) + (Score D = 2 ou 3) + (Score F = 2 ou 3)
- (Score C = 2 ou 3) + (Score E = 2 ou 3) + (Score F = 2 ou 3)

On peut alors suspecter un déséquilibre de l'écosystème intestinal, avec une probable augmentation de la perméabilité intestinale :

- On recherchera un aliment mal toléré,

- On proposera un complément probiotique,

- En fonction de l'intensité des symptômes, on complètera la ration alimentaire par un apport diététique riche en glutamine, arginine, zinc, F.O.S (fructo-oligo-saccharides), flavonoïdes. Ces nutriments favorisent la restauration de l'intégrité de la muqueuse intestinale.

♦ Si vous présentez la séquence suivante :

- (Score B = 2 ou 3) + (Score F = 2 ou 3) + (Score G= 2 ou 3)

On peut suspecter une déficience en A.G.P.I (Acides gras polyinsaturés).

- On vérifiera les apports alimentaires en acides gras santé (huiles d'assaisonnement), un éventuel excès en acides gras saturés (viennoiseries, produits laitiers). Il faudra également étudier l'équilibre de la pyramide alimentaire sur une journée (voir plus loin).

- Il sera intéressant de doser les marqueurs biologiques des lipides (graisses) comme le cholestérol et les triglycérides, et bien sûr le statut des acides gras dans le sang sera très instructif.

- Le conseil alimentaire insistera sur les huiles d'assaisonnement : deux cuillerées à soupe par jour du mélange olive-colza, d'origine biologique et de 1ère pression à froid.

- Le conseil en micronutrition pourra favoriser la complémentation en AGPI oméga 3 + oméga 6, type association des huiles de capelan et de bourrache.

♦ Si vous présentez le score A = 3.

Il faudra penser dans un premier temps à la présence d'une carence en fer.

- On vérifiera les apports en fer facilement disponibles pour l'organisme (protéines d'origine animale).
- On demandera un dosage de la ferritine.
- Si le diagnostic est confirmé, on utilisera du fer hautement biodisponible, à doses nutritionnelles (Guanylor* de fer).

TROISIÈME TEST : Quelle est la probabilité que je présente un déficit fonctionnel en sérotonine ?

Après avoir mesuré l'impact de votre alimentation sur votre organisme, essayons d'identifier avec vous l'efficacité de votre diététique du cerveau. Pour cela, il est intéressant de dépister un déficit fonctionnel en neuromédiateurs.

Le déficit fonctionnel en neuromédiateurs (Dopamine- Noradrénaline- Sérotonine), peut être suspecté en remplissant le questionnaire D.N.S.

Le questionnaire D.N.S est un questionnaire fonctionnel de l'humeur.

Notre humeur, nos comportements, nos pensées, nos émotions sont largement influencés les neuromédiateurs ou neurotransmetteurs (NT). Nous avons tous besoin de ces trois NT, pour être motivé en permanence, concentré sur notre activité, apte à prendre du plaisir et suffisamment patient pour réussir nos objectifs.

Ces 3 NT dépendent directement des apports nutritionnels en certains acides aminés. Ceux-ci peuvent être insuffisants dans l'assiette, mal assimilés au niveau digestif ou consommés dans l'organisme pour d'autres fonctions (infections, stress, ...). Lorsqu'un NT commence à être déficient, certains symptômes apparaissent rapidement. Ils ont été répertoriés pour construire le questionnaire DNS.

Le score Sérotonine est celui qui est le plus souvent perturbé, en particulier chez la femme. C'est pourquoi nous vous proposons d'évaluer votre score sérotonine.

ÉTUDIEZ VOTRE SCORE SÉRÉNITÉ...

Ce test est facile à remplir. Répondez à chacune de ces questions:

- Je ne présente PAS ce trouble: 0 point
- Ce trouble me gêne UN PEU: 1 point
- Ce trouble me gêne VRAIMENT: 2 points
- Ce trouble me gêne BEAUCOUP: 3 points

Sérotonine	0	1	2	3
1 – Je me sens irritable?	☐	☐	☐	☐
2 – Je me sens impatient(e)?	☐	☐	☐	☐
3 – J'ai des difficultés à supporter les frustrations, les contraintes?	☐	☐	☐	☐
4 – Je me sens agressif(ve)?	☐	☐	☐	☐
5 – Je me sens incompris(e)?	☐	☐	☐	☐

6 – Je suis attiré(e) par le sucré ou le chocolat en fin de journée ?	☐	☐	☐	☐
7 – Je me sens dépendant(e) d'activités répétitives ? (tabac, alcool, grignotage, sport intensif, achats compulsifs)	☐	☐	☐	☐
8 – J'ai des difficultés à m'endormir ou je me réveille en milieu de nuit ?	☐	☐	☐	☐
9 – Je me sens vulnérable au stress ?	☐	☐	☐	☐
10 – Je me sens « d'humeur changeante » ?	☐	☐	☐	☐

TOTAL : ☐

1- Étude du score total

De 5 à 9 points : Risque de déficit fonctionnel FAIBLE.

De 10 à 14 points : Risque de déficit fonctionnel SIGNIFICATIF.

De 15 à 19 points : Risque de déficit fonctionnel IMPORTANT.

20 points et plus : À interpréter avec un médecin compétent en micronutrition.

Quelques exemples d'application :

Votre Score Sérotonine est supérieur à 10 et :

Au DDM :

- Vous avez un score B = 2 ou 3 ou,
- Vous avez un score G = 2 ou 3 ou,
- Vous avez un score H = 2 ou 3 ou,
- Vous avez des difficultés à arrêter le tabac.

- Vérifier les apports alimentaires en protéines et en fer (équilibre entre les protéines d'origine animale et végétale),

- Vérifier la quantité et la qualité des apports en sucres (au bénéfice des sucres complexes),

- Apporter un supplément diététique riche en tryptophane (Ceroline*) pendant quinze jours, à renouveler.

Votre score Sérotonine est inférieur à 10 mais vous avez répondu par 3 points à une ou deux questions :

- Prendre pendant quinze jours une complémentation d'hydrolysat de protéines, riche en tryptophane.

Dans tous les cas de figure, il sera intéressant, en cas de perturbation fonctionnelle en sérotonine de favoriser une chronologie alimentaire privilégiant :
- les protéines au petit déjeuner et au déjeuner,
- les fruits au goûter,
- les sucres lents au dîner.

QUATRIÈME TEST :
Quelle est la forme de ma pyramide ?

À présent vous savez :

- si vous faites partie d'une des populations les plus à risque de présenter un déficit micro-nutitionnel,

- si votre alimentation est susceptible d'avoir un impact défavorable sur une ou plusieurs fonctions de votre organisme,

- si votre alimentation influe sur votre humeur et en particulier si votre sérotonine fonctionne de manière satisfaisante.

Nous allons, si vous souhaitez, continuer à tester votre profil nutritionnel et construire avec vous votre pyramide alimentaire sur une journée. Tout d'abord nous allons ré-examiner ce que nous entendons par pyramide équilibrée et diversifiée.

Regardons ensemble ce schéma :

Pour équilibrer harmonieusement son alimentation, il est utile d'observer sa pyramide alimentaire sur une journée

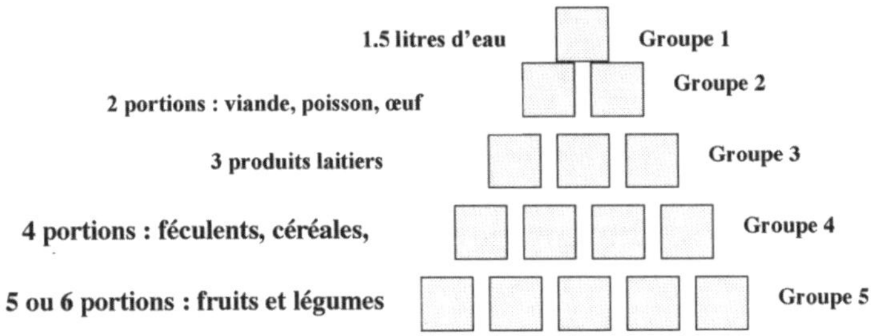

Huiles d'assaisonnement : portion(s) d'huile ....

Sucrerie(s) : portion(s)

Pour construire votre pyramide, nous allons évaluer ce que vous consommez en moyenne chaque jour, dans chacun des groupes alimentaires. Vous allez choisir une journée test, celle qui correspond le mieux à vos habitudes. Prenez celle de la veille si possible, sauf si c'était le week-end. Tout d'abord, gardons près de nous les équivalences des portions pour chaque groupe :

Questionnaire alimentaire sur 1 journée

Il faut calculer le nombre de portions par groupe d'aliments et par repas.

Groupe 1 : Eau :
- une portion = 25 cl

Groupe 2 : Protéines d'origine animale :
- une portion = une part de viande = une part de poisson = 2 œufs

Groupe 3 : Produits laitiers :
- une portion = un bol de lait = un yaourt = une part de fromage

Groupe 4 : Produits céréaliers :
- une portion = un bol de céréales non transformées = un morceau de pain = une assiette de riz, de pâtes, de pommes de terres, de haricots, de lentilles…

Groupe 5 : Fruits et légumes :
- une portion = un fruit = une compote = une salade = une part de légumes cuits

Huiles d'assaisonnement :
- 1 portion : 1 cuillerée à soupe :
Olive-colza
Olive
Colza
Noix
Tournesol
Autre(s)

Groupe Annexe (ne faisant pas partie de la pyramide quotidienne)

- 1 portion:
  - 1 viennoiserie (croissant, pain au chocolat…)
  - 1 confiserie (5 bonbons, barre chocolatée…)
  - 1 boisson sucrée

Première question:

Combien de portions d'eau je consomme chaque jour *(Groupe 1)*?

Pour chaque repas, entourez le nombre de portions consommées dans la journée, et ensuite inscrivez la somme des chiffres entourées.

Exemple:

Au petit déjeuner, je bois 1 verre d'eau: j'entoure le chiffre 1.
Le midi, je bois 2 verres d'eau: j'entoure le chiffre 2.
Au goûter, je ne bois pas: j'entoure le chiffre 0.
Au dîner, je bois 1 verre d'eau: j'entoure le chiffre 1.
En dehors des repas, je bois 3 verres d'eau: j'entoure le chiffre 3.

La somme de portions d'eau dans la journée est (1 + 2 + 0 + 1 + 3 = 7 portions de 25 cl = 1750 cl) ; je bois un peu plus d'1 litre fi d'eau par jour).

♦ *Je noircis complètement la case du groupe 1 de ma pyramide.*

Groupe 1 : Eau :
- une portion = 25 cl

- *Petit déjeuner :*	0	1	2	3 et plus
- *Le midi :*	0	1	2	3 et plus
- *Au goûter :*	0	1	2	3 et plus
- *Au dîner :*	0	1	2	3 et plus
- *En dehors : des repas*	0	1	2	3 et plus

Somme des portions

Deuxième question:

Combien je consomme de portions de viande, poisson ou oeuf chaque jour *(Groupe 2)*?

Groupe 2 : Protéines d'origine animale : une portion = une part de viande = une part de poisson = 2 œufs

- *Petit déjeuner:*	0	1	2	3 et plus
- *Le midi:*	0	1	2	3 et plus
- *Au goûter:*	0	1	2	3 et plus
- *Au dîner:*	0	1	2	3 et plus
- *En dehors: des repas*	0	1	2	3 et plus

Somme des portions : En fonction du chiffre obtenu dans la somme des portions du groupe 2, je noircis le nombre de cases.

Troisième question :

Combien je consomme de produits laitiers chaque jour *(Groupe 3)* ?

Groupe 3 : Produits laitiers :
- une portion = un bol de lait = un yaourt = une part de fromage

- *Petit déjeuner* :	0	1	2	3 et plus
- *Le midi* :	0	1	2	3 et plus
- *Au goûter :*	0	1	2	3 et plus
- *Au dîner :*	0	1	2	3 et plus
- *En dehors : des repas*	0	1	2	3 et plus

Somme des portions : En fonction du chiffre obtenu dans la somme des portions du groupe 3, je noircis le nombre de cases du groupe 3 sur ma pyramide…

Quatrième question :

Combien je consomme de produits céréaliers chaque jour **(Groupe 4)** ?

Groupe 4 : Produits céréaliers :
- une portion = un bol de céréales non transformées = un morceau de pain = une assiette de riz, de pâtes, de pommes de terres, de haricots, de lentilles...

- *Petit déjeuner :*	0	1	2	3 et plus
- *Le midi :*	0	1	2	3 et plus
- *Au goûter :*	0	1	2	3 et plus
- *Au dîner :*	0	1	2	3 et plus
- *En dehors : des repas*	0	1	2	3 et plus

Somme des portions : En fonction du chiffre obtenu dans la somme des portions du groupe 4, je noircis le nombre de cases du groupe 4 sur ma pyramide...

Cinquième question :

Combien je consomme de fruits et légumes chaque jour *(Groupe 5)* ?

Groupe 5 : Fruits et légumes :
- une portion = un fruit = une compote = une salade = une part de légumes cuits

- *Petit déjeuner :*	0	1	2	3 et plus
- *Le midi :*	0	1	2	3 et plus
- *Au goûter :*	0	1	2	3 et plus
- *Au dîner :*	0	1	2	3 et plus
- *En dehors : des repas*	0	1	2	3 et plus

Somme des portions : En fonction du chiffre obtenu dans la somme des portions du groupe 5, je noircis le nombre de cases du groupe 5 sur ma pyramide…

Sixième question :

Combien je consomme de portions de viennoiseries et de produits sucrés chaque jour *(Groupe Annexe)* ?

Groupe Annexe (ne faisant pas partie de la pyramide quotidienne)
- 1 portion :
  - 1 viennoiserie (croissant, pain au chocolat…)
  - 1 confiserie (5 bonbons, barre chocolatée…)
  - 1 boisson sucrée

- *Petit déjeuner :*	0	1	2	3 et plus
- *Le midi :*	0	1	2	3 et plus
- *Au goûter :*	0	1	2	3 et plus
- *Au dîner :*	0	1	2	3 et plus
- *En dehors : des repas*	0	1	2	3 et plus

Somme des portions

Septième question :

Quelle huile d'assaisonnement utilisez-vous régulièrement ?

1- Aucune = Au dessus de la pyramide, on fera figurer un nuage noir avec un éclair orageux.
2- Tournesol ou équivalents (type Isio 4) = Au dessus de la pyramide on fera figurer 1 nuage.
3- Olive = Au dessus de la pyramide, on fera apparaître un soleil sous un nuage clair.
4- Olive-colza ou colza-noix = c'est grand soleil.

J'étudie ma pyramide alimentaire sur une journée

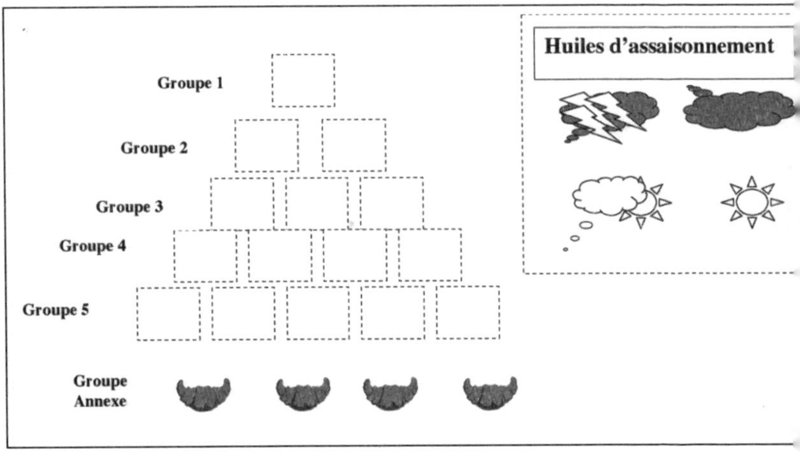

Quels sont les commentaires que l'on peut faire sur ma pyramide ?

Pour commenter votre pyramide, nous allons utiliser le modèle pédagogique des 7 clés de la pyramide alimentaire d'inspiration crétoise

- **Première clé :**

L'objectif est d'avoir un grand soleil au-dessus de la pyramide ; si ce n'est pas le cas, nous renouvelons le conseil qui assure la première clé :

> *L'alimentation doit assurer chaque jour, un apport suffisant et bien équilibré en acides gras essentiels (rapport Oméga 6/ Oméga 3 entre 3 et 5).*
>
> Vous l'obtenez sans difficulté avec 2 cuillerées à soupe du mélange d'huile olive-colza, pour assaisonner vos crudités ou vos salades. Les huiles santé doivent être d'origine biologique et de première pression à froid.

- **Deuxième clé :**

L'objectif est de remplir au moins 5 cases du groupe 5 ; si c'est votre cas, c'est excellent ; sinon, essayons de trouver quel fruit, quelle salade, quelle crudité ou quel légume cuit peut être introduit avec le plus de facilité. Un petit conseil :

Il sera important de varier au maximum la source de fruits et de légumes, en profitant notamment des fruits de saison.

- **Troisième clé :**

L'objectif est de remplir quatre cases du groupe 4. Si c'est votre cas, c'est très bien. Vous savez cependant que tout les aliments de cette grande famille n'ont pas la même valeur nutritionnelle alors rappelez-vous ces quelques recommandations :

Pour le pain, privilégier la cuisson au levain, le pain aux céréales ou complet.

Pour les féculents, les choisir complets ou semi-complets; sinon prendre l'habitude de les mélanger avec des légumes.

Le plus souvent, favoriser les associations céréales-légumineuses (riz-soja, couscous-pois chiches, haricots rouges-maïs).

- **Quatrième clé :**

L'objectif est de remplir deux à trois cases du groupe 3. Mais pour ce groupe, tout va dépendre de votre tolérance individuelle.

Si vous n'en consommez jamais (vous n'aimez pas?), peut-être que votre organisme n'y tient pas. Nous vous conseillons malgré tout de solliciter un avis compétent. On vous a peut-être dit ou vous avez peut-être lu que c'était mauvais pour la santé. Ce qui est vrai pour certaines personnes ne l'est pas forcément pour vous. Un conseil avisé semble nécessaire.

Vous en consommez normalement (deux à trois par jour), voire plus, mais votre score C au DDM est égal à 3. De plus, vous vous plaignez de douleurs articulaires ou d'acné, ou d'infections récidivantes: ce sont peut-être des signes d'intolérance.

Essayez de prendre des probiotiques pendant un mois, en évitant les produits laitiers liquides: si votre situation s'améliore, c'est probablement le cas.

Nous vous conseillons de consulter afin de trouver le meilleur compromis.

Si vous n'avez aucun problème avec les produits laitiers, quelques conseils:

**Il sera important de privilégier les laits hautement fermentés et les fromages à pâte molle (type brebis, chèvre).*

**En période de perte de poids et chez les sujets à risque cardio-vasculaire, il faudra choisir les produits appauvris en matières grasses.*

- Cinquième clé :

L'objectif est de remplir chaque jour au moins une case du groupe 2 et au plus, deux cases. Tout dépend de votre corpulence et de vos dépenses énergétiques.

Si vous n'en mangez pas tous les jours et que le score A du DDM et éventuellement le score B sont à 2 ou 3, attention : il s'agit peut-être d'une baisse de vos réserves en fer qui se manifestent.

La micronutrition peut alors vous aider.

En ce qui concerne le choix des protéines d'origine animale, nous vous suggérons :

**En ce qui concerne les viandes, limiter les viandes rouges à 2 fois par semaine. Les autres jours préférer les volailles et les viandes blanches. Éviter les cuissons agressives, notamment celles à haute température.*

**En ce qui concerne les poissons, 2 portions au minimum par semaine ; les poissons gras (flétan, saumon, maquereau...) doivent être favorisés en utilisant des cuissons douces (vapeur, marinade, papillote) ; ne pas ajouter pour les papillotes d'aliments acides, comme le citron (risque de relargage d'aluminium).*

- **Sixième clé:**

L'objectif pour le groupe 1 est de boire de l'eau en quantité convenable (environ 1,5l chaque jour), et de préférence minérale. Un petit conseil:

> *Chez les personnes ne tolérant pas les produits laitiers ou certains produits céréaliers, il faudra privilégier les eaux minérales riches en calcium et en magnésium (Hépar, Tallians, Contrex...).*

- **N'oublions pas la septième clé:**

Consommer un à deux verres de vin de qualité chaque jour. Cette recommandation est le résultat de nombreuses études démontrant que les personnes qui boivent très raisonnablement du vin (1 à 3 verres) sont statistiquement mieux protégées que celles qui n'en boivent pas du tout. Cependant, ce conseil sera modulé en fonction de nombreux facteurs et il sera intéressant d'en parler avec un médecin compétent.

> *La consommation doit être proscrite en cas de grossesse et de problème hépatique.*

En ce qui concerne la consommation annexe :

Nous avons évalué avec vous votre consommation de produits sucrés rapides. Cette consommation ne doit pas être régulière. Cependant, si cela vous fait plaisir d'en consommer de temps en temps et si vous n'avez pas de problème particulier sur le plan métabolique, il n'y a pas de soucis. Par contre, si vous avez deux ou trois portions régulières (voire plus) alors que le groupe 4 est inférieur à 4, c'est la porte ouverte aux difficultés de maintien du poids. Il serait alors intéressant de voir si votre score sérotonine n'est pas perturbé.

Parfois, la sérotonine est perturbée lorsque vous vous privez de vos produits sucrés : là encore, la micro- nutrition peut vous aider.

CONCLUSION

Nous voici arrivés à la fin du tour d'horizon d'un des sujets à la pointe de nos préoccupations: Comment améliorer la santé par l'alimentation. Nous avons, dans notre démonstration, essayé de comprendre avec vous les raisons pouvant expliquer, qu'au delà des intentions, la réalisation de cet objectif était peu satisfaisante.

Convaincus par certaines vérités scientifiques, au demeurant évoluant en fonction du progrès des connaissances, nos experts nous recommandent les grands principes du «bien manger» Collaborateurs assidus de l'industrie alimentaire, ils pèsent peu dans leurs messages par rapport à l'information publicitaire élaborée par l'agro-marketing avec la caution de leurs signatures.

Pour le consommateur, le message reste brouillé...

Comment retrouver la confiance dans nos autorités, sinon par l'instauration d'une plus grande transparence vis à vis de l'ensemble de leurs activités.

Comment faire bénéficier à chacune et à chacun d'entre vous des meilleurs conseils en nutrition ?

Nous avons parié, depuis plus de dix ans, sur le développement d'une véritable révolution dans la médecine nutritionnelle la micronutrition. Enseignée et prodiguée par des médecins innovants, elle est en train d'acquérir ses lettres de noblesse par un premier Diplôme Universitaire d'Alimentation Santé et Micronutrition, organisé par l'Université de Bourgogne à Dijon, depuis 2002.

Les médecins micronutritionnistes et, depuis peu, les pharmaciens conseils en micronutrition sont parfaitement formés pour trouver des solutions centrées sur vos difficultés. Le conseil n'est plus le prêt-à-manger convenant à tout le monde, ou le prêt-à-supplémenter, donné à titre systématique. La qualité des soins passe aujourd'hui par la personnalisation du dépistage, du diagnostic et du conseil nutritionnel et thérapeutique. Améliorer votre santé se manifestera par un ajustement de vos apports alimentaires tenant compte de votre personnalité, et par une correction des déficiences dépistées par une complémentation micronutritionnelle juste, équitable et respectant les fonctions de l'organisme.

Cette correction mérite que l'on soit très soigneux avec les produits conseillés, et dans les modes de distribution actuels des compléments nutritionnels, il est particulièrement difficile de s'y retrouver.

C'est pourquoi nous nous efforçons, dans le domaine de l'alimentation et de la complémentation, de donner aux professionnels de la santé les éclaircissements nécessaires sur tous les sujets qui posent problème. La nutrition est une science complexe et, de peur de paraître compliqué, l'information auprès du consommateur est simplifiée à l'extrême jusqu'à en devenir fausse.

Nous avons refusé de démissionner devant la difficulté d'exposer la complexité des relations entre l'assiette et la santé et nous nous sommes armés de grandes intentions pédagogiques.

Nous n'avons certainement pas tout exposé sur le sujet mais nous avons néanmoins soulevé le voile sur certaines connaissances, afin de vous aider à mieux comprendre. Ce pari, de manger plus intelligemment, se situe entre la compréhension des mécanismes (dont l'excès peut entraîner l'obsession alimentaire) et l'écoute de nos comportements, de nos pensées et de nos émotions alimentaires.

La recherche du retour aux sources de nos instincts alimentaires, en toute connaissance de cause, en respectant notre libre arbitre, est un chemin plus étroit et plus mystérieux que la vérité révélée de celui qui est censé savoir. Le professionnel de la santé, dans cette aventure, peut retrouver l'une de ces vocations essentielles, celle de conseiller.

Nous espérons que cette vision saura suffisamment vous interpeller pour venir rejoindre les plusieurs centaines de milliers d'adeptes convaincus des bienfaits de la micronutrition.

Nous serons toujours heureux de vous accueillir et de vous guider dans vos choix.

Remerciements

Dans cette aventure de vie que j'ai la chance de partager depuis plus de douze années, la micronutrition m'a donné le plaisir de m'enrichir humainement grâce à la passion, la compétence et le sens éthique des personnes autour de moi.

Parmi elles, je voudrais plus particulièrement remercier ceux qui ont contribué à initier le concept de micronutrition : le biologiste André Burckel et le docteur Christian Leclerc ; ceux qui organisent avec moi la diffusion des connaissances autour du Dr Olivier Coudron, les Drs Michel Retzmanick, Thierry Lacroix et Alain Cornic.

Dans le domaine de la micronutrition du sport, je salue le courage et l'engagement de la Fédération Française de Natation, représentée par son directeur technique national Claude Fauquet et le médecin des équipes de France, le Dr Jean Pierre Cervetti.

Denis Riché représente pour moi, et de loin, la plus grande compétence de la nutrition sportive et j'ai la chance de partager avec lui la mission de proposer à tous les sportifs la meilleure alternative santé pour lutter contre l'illusion du dopage.

Depuis 1990, j'ai eu l'opportunité et le bonheur de connaître le Dr Jacques Fradin, dont le travail au sein de l'I.M.E (Institut de Médecine Environnementale), nous permet aujourd'hui de partager les connaissances les plus pointues dans le domaine des neurosciences, pour nous aider à mieux comprendre le fonctionnement de notre cerveau.

Dans ce cadre, nous avons travaillé en collaboration avec le Dr Laurence Benedetti-Richard et le Dr Olivier Coudron, sous la bienveillance et la compétence de Jacques Fradin, à l'élaboration du concept de psychonutrition.

Je tiens à remercier le service scientifique du Laboratoire PiLeJe, pour avoir mis à notre disposition le matériel scientifique nécessaire à la compréhension et à la diffusion des connaissances fondamentales en diététique et micronutrition.

Enfin, un grand merci à mon frère Patrick, qui a illustré avec talent ce livre et sa couverture.

Quelques conseils utiles

- Si vous souhaitez consulter un médecin compétent en micronutrition, adressez-vous à :

I.E.D.M* : 26, avenue de Thiès – Péricentre 3
14 050 CAEN Cedex 4
Tél : 02.31.06.10.39
Fax : 02.31.06.10.38
e.mail : I-E-D-M@mail.cpod.fr

*I.E.D.M : Institut Européen de Diététique et de Micronutrition

- Si vous souhaitez en savoir plus sur les travaux de Jacques Fradin, sur les Techniques Neuro-Cognitives et Comportementales (T.N.C.C) et sur la psychonutrition, adressez-vous à :

- Institut de Médecine Environnementale :
5, rue Duvivier-75 007 PARIS
Tél. : 01.45.550.440
Fax : 01.45.550.232
E-mail : infos@ime.fr
Site : www.tncc.net

Quelques ouvrages utiles

♦ *Le Régime santé,* Professeur Serge Renaud, Odile Jacob, 1995.

♦ *Les Bienfaits du régime crétois,* André Burckel, J'AI LU, 1999.

♦ *Les Rythmes du corps,* Dr Olivier Coudron. Nil Éditions, 1997.

♦ *Diététique et micronutrition du sportif,* Didier Chos et Denis Riché, 2001.

♦ *L'entreprise neuronale,* Alan Fustec et Jacques Fradin, Éditions d'Organisation, 2001.

♦ *Santé, mensonge et propagande,* Thierry Souccar et Isabelle Robard, Seuil, 2004.

Sommaire

Imprimé en France
Dépôt légal : Octobre 2004
N° d'impression :
ISBN : 2-84928-069-0